小儿艾灸

U0301970

——关"艾"儿童 "灸"至健康

刘明军　陈邵涛　主编

引郁热外发　热者灸之　复温其气也　寒者灸之　发（不）失邪也　实者灸之　以助元气也　虚者灸之

中国中医药出版社

·北 京·

图书在版编目（CIP）数据

小儿艾灸:关"艾"儿童 "灸"至健康/刘明军,陈邵涛主编.—北京：中国中医药出版社，2020.9（2025.5重印）

（小儿适宜技术丛书）

ISBN 978－7－5132－6248－4

Ⅰ.①小…　Ⅱ.①刘…②陈…　Ⅲ.①小儿疾病－艾灸

Ⅳ.①R245.81

中国版本图书馆 CIP 数据核字（2020）第 096751 号

中国中医药出版社出版

北京经济技术开发区科创十三街 31 号院二区 8 号楼

邮政编码　100176

传真　010－64405750

唐山市润丰印务有限公司印刷

各地新华书店经销

开本 880×1230　1/32　印张 7.75　字数 178 千字

2020 年 9 月第 1 版　2025 年 5 月第 5 次印刷

书号　ISBN 978－7－5132－6248－4

定价　79.00 元

网址　www.cptcm.com

服务热线　010－64405510

购书热线　010－89535836

维权打假　010－64405753

微信服务号　zgzyycbs

微商城网址　https://kdt.im/LIdUGr

官方微博　http://e.weibo.com/cptcm

天猫旗舰店网址　https://zgzyycbs.tmall.com

如有印装质量问题请与本社出版部联系（010－64405510）

《小儿艾灸——关"艾"儿童 "灸"至健康》
编委会

主编简介

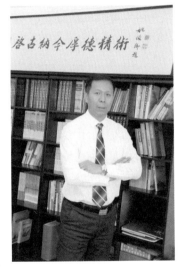

刘明军，医学博士，教授，博士研究生导师，现任长春中医药大学针灸推拿学院院长。国家中医药管理局重点学科推拿学科后备带头人，吉林省教学名师，吉林省有突出贡献优秀人才。国家级精品课程推拿手法学负责人，吉林省优秀教学团队推拿学负责人，省级实验实训示范中心负责人。

学术兼职

世界中医药学会联合会中医手法专业委员会副会长兼秘书长，中华中医药学会推拿分会副主任委员，中国民族医药学会推拿分会副会长，中国中医药研究促进会中医学术流派分会副主任委员，中国针灸学会针推结合专业委员会副主任委员兼秘书长。

教研情况

主编普通高等教育"十二五""十三五"规划教材7部；获国家教学成果二等奖1项，省优秀教学成果一等奖2项，二等奖 1 项。

科研情况

主持及参加国家科技部"973"计划项目课题、国家自然科学基金课题及省部级以上科研和教改各类课题 20 余项，获省、市科技进步二等奖、三等奖共 5 项；省自然科学成果二等奖 1 项，三等奖 2 项；省中医药学会科学技术二等奖 2 项；在国家级核心期刊及省级期刊上发表学术论文 50 余篇，主编出版学术著作 40 余部，获得艾灸新型专利（数字化智能定穴无烟热磁艾灸仪）3 项。

第二主编简介

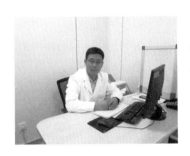

陈邵涛，医学硕士，副教授。省优秀志愿者，校级优秀教师、百青教师、教学新秀，长白山通经调脏手法流派第4代传承人。

学术兼职

中华中医药学会推拿分会青年副主任委员，世界中医药学会联合会中医手法专业委员会理事，中国中医药研究促进会中医学术流派分会委员，中华中医药学会学术流派分会青年委员。

教研情况

国家级精品课程推拿手法学主讲教师，省优秀教学团队骨干教师；副主编及参编普通高等教育"十二五""十三五"规划教材5部、创新教材5部；获省优秀教学成果一等奖1项，三等奖1项。

科研情况

主持及参加国家自然科学基金、省部级科研和教改课题等20余项；获中医药国际贡献奖、省部级科技进步二等奖、三等奖5项；省自然科学成果二等奖1项，三等奖1项；中华中医药学会学术著作二等奖 1 项；省中医药学会科学技术一等奖 1 项、二等奖 3 项；发表学术论文 30 余篇，主编及参编出版学术著作 10 余部，获专利 2 项。

/前言

"人民健康是民族昌盛和国家富强的重要标志。要完善国民健康政策，为人民群众提供全方位全周期健康服务。"这是习近平总书记在党的十九大工作报告中提出的重要论述。随着大健康产业的发展，中医药地位的不断提升，中医外治法对人类健康的积极作用逐渐得到了全社会的接受和认可。

儿童的健康成长是每一位家长关心的话题，更是社会关注的重点领域。随着家长对医学知识的广泛了解，儿童静脉输液受到政策限制、抗生素应用等疗法逐渐被家长们所排斥。而传统中医外治法的疗效在几千年的临床实践中已经得到验证，特别是儿童艾灸、刮痧、拔罐疗法得到了空前的发展、普及和运用，并且得到越来越多儿童的接受与认可。

编者在30余年的临床、教学、科研实践中不断总结、研究发现，运用中医外治法治疗婴幼儿疾病时，在整体观念和辨证论治的前提下，选取的治疗位置均为穴位、经脉、部位，恰似平面空间的基本元素——点、线、面，故而提出"三元一体"的治疗思想。经过反复实践和验证，编者发现，针对某一疾病，"三元一体"治疗思想指导下的治疗效果往往要优于单一选穴、单一选经或单一选部位的方法，并在临床取得满意的疗效。

为积极响应国家大力推进中医药文化传播的号召，促进中医药适宜技术广泛应用，编者组织了一批具有丰富经验的临床医师和专业人员，编写了这套《小儿适宜技术丛书》。本套丛书就是在"三元一体"的理论指导下，将婴幼儿日常保健调理和疾病的治疗按照艾灸、拔罐、刮痧技术进行系统地总结和整理，让读者一看就懂，一学就会，一用就灵。

　　本套丛书科学严谨、图文并茂、简单实用，可供临床医师和教学人员参考使用，亦可作为家庭的常备用书。

　　本套丛书编写几易其稿，所有编者都充分发挥了学术能力，作出巨大贡献，在此表示感谢！

　　书中不足之处，敬请广大同仁及读者予以指正，以便再版时修订完善。

2020 年 5 月于长春

/编写说明

艾灸作为人类最古老的医疗方法之一，在几千年的发展中形成了操作简便、疗效显著、无副作用、易于接受的特点。《黄帝内经·灵枢》记载，"针所不为，灸之所宜"，说明了灸法的独到之处；药王孙思邈曾言"针而不灸，灸而不针，皆非良医也"，更说明了灸法的重要性。小儿艾灸是通过疏通经络以平衡、调节机体的功能，提高免疫力，激发小儿自愈能力的一种传统中医疗法，具有增强体质的作用，尤适用于小儿娇嫩之体，对小儿常见慢性疾病具有良好的治疗作用。

本书从最原始的艾灸起源入手，结合中医基础理论，深度剖析艾灸保健医疗的原理，点、线、面整体把握，并创新手绘相关图片300余张，以图文结合的形式讲解小儿常见疾病的艾灸治疗方法，选取人体100多个特效穴位做详细的操作演示，具有生动直观、便于理解、易于学习、简单实用的特点，可以作为小儿保健和防治相关疾病的指导用书，亦可作为从事儿科相关教学及临床工作者的参考用书，同时也是众多孕婴者学习小儿保健的"肘后必备书籍"。

本书分为五章：第一章小儿艾灸概述，讲述小儿艾灸的起源、发展、应用领域等；第二章小儿艾灸基本要求，阐述艾灸的常用工具、方法、要领等；第三章小儿艾灸常用穴位和特定穴；第四章小儿艾灸保健调理；第五章小儿常见病艾灸调护；附录包括小儿艾灸穴位速查表、中医"养子十法"等。

"诸病疼痛，一灸了之"。相信凭借"简、便、验、廉"的传统优势和博大精深的中医文化精髓，古老的灸法在穿越了数千年的时空后，必将为小儿健康成长的道路提供坚实的保障。

学习此书者可切实体验到艾灸对小儿健康成长的妙处所在，也期待广大读者在阅读过程中提出宝贵意见，以便再版时修订，日臻完善。

《小儿艾灸——关"艾"儿童"灸"至健康》编委会
2020 年 5 月

/目录

第一章　小儿艾灸概述

一、小儿艾灸的定义

小儿艾灸是指在中医基础理论的指导下，结合小儿生理、病理特点，运用艾灸疗法，将艾条等作用于小儿经脉、小儿特定穴等体表循行部位或覆盖区域，直接或间接地施以适当的温热刺激，起到促进小儿生长发育和防治小儿常见疾病作用的一种中医传统疗法。

二、小儿艾灸的起源

《医学入门》云："药之不及，针之不到，必须灸之。"灸法，作为典型的中医学外治法，是利用菊科植物艾叶做原料，制成艾绒，在一定穴位上，用各种不同的方法燃烧，直接或间接地施以适当温热刺激，通过经络的传导作用以达到治病和保健目的的一种疗法。灸疗历史悠久，堪称是中医学中最古老的疗法之一。据考证，艾灸疗法的产生早于方药，就针灸而言，灸法更先于针法。有关艾灸的起源，虽然还缺少可靠的资料印证，但目前多数学者推断，这一疗法的出现不会晚于原始社会。

灸，《说文解字》解释为"灼也"，是用火烧灼之意。在远古时期，华夏大地的先人们在狩猎、烧烤动物以及用火取暖的过程中，可能因偶尔不慎被灼伤，结果却使身体其他部位的病痛得到了意外的减轻或痊愈。经过多次的重复体验后，人们逐渐意识到灼烧的功效，进而主动地运用烧、灼、熏、烤之法来医治一些病痛，这就是最原始的灸疗方法。

最早的灸法文献记载可追溯到春秋战国时期。1973 年，湖南长沙马王堆三号汉墓出土的帛书《足臂十一脉灸经》《阴阳十一脉灸经》，是目前能检索到的首次记载灸疗的医学典籍，其所提到的各种经脉病证及心痛、癫狂、咯血、耳聋、瘰疬、癃、噎等急难病证，均可采用灸法进行治疗。

三、小儿艾灸的发展历史

先秦两汉是我国传统针灸医学形成的重要时期。产生于秦汉之际的医学巨著《黄帝内经》，把灸疗作为重要的内容进行了系统详尽的介绍。《灵枢·官能》篇中特别强调"针所不为，灸之所宜"，可见灸法在当时治病疗伤中已经十分重要。

从两晋至唐宋，是我国针灸史上灸法发展的最重要阶段。一方面，灸疗专著大量出现，许多灸法典籍不断更新；另一方面，医籍中灸法占据的分量不断加大。晋朝葛洪《肘后备急方》大量收集了前人及当时治之有效且简便易行的灸方，全书共 109 条针灸医方，其中灸方就占了 94 条之多，可见灸疗在当时的临床应用方面是非常突出的。

明清时期，我国针灸医学从成熟逐步走向衰落，但这一阶段也是我国针灸史上重要的文献总结时期。如清人廖鸿润的《针灸集成》，收载了大量灸疗的历代史料，予以分类编排，其中制灸法一节，选录了《医学入门》《医方类聚》《太平惠民和剂局方》等多部著述。在继承前朝灸法的基础上，明清医家又进行了大胆的创新，涌现出艾条灸、雷火神针、太乙神针、桃枝灸、桑枝灸、药锭灸等新的灸疗方法。

在清代中后期，针灸疗法的发展逐步受到限制和打压，导致整个针灸学的衰落。但由于灸法本身具有"简、便、验、廉"等多种优势，在民间仍广泛流行，并深受百姓的推崇，故使得灸法的"火种"得以保存下来。

中华人民共和国成立以来，党和政府高度重视祖国中医药事业的发展，使得古老而神奇的灸法"春风吹又生"。特别是近 20 年来，灸法防治疾病的范畴进一步扩大，病种迅速增多，用灸法可防治的各类病证已超过 300 种，涵盖了人体各个系统。当下，灸法防治的病种不仅仅局限于常见病，还被应用于肿瘤及多种慢性非传染性疾病的防治中，解决了多种西医学为之束手的疑难问题。

四、小儿艾灸的中医学认识

中医学认为，艾灸具有温通经脉、祛风散寒、舒筋活络、活血助阳、回阳固脱、消瘀逐痹及防病保健等多重功效。这是中医学对艾灸的认识。随着现代科学对灸疗的深入研究，其结果表明，灸疗的作用机理主要在药物特性和艾灸热辐射特效两方面。

艾绒的主要成分是艾灸醇，具有一定挥发性，燃烧时可释放大量热能，既可抑菌、杀菌，又可通过艾火的热力，对经络腧穴产生温热刺激，达到疏经通络、温经散寒、扶正祛邪的功效，尤适用于虚寒类病证。

五、小儿艾灸的西医学认识

西医学证实，艾灸燃烧时可产生一种近红外线。这种近红外线是一种十分有效并适应于机体养生和治疗的物理因子，其辐射能谱对人体的穿透深度较远红外线更深，可达 10mm 以上，并借助皮下毛细血管网传到更广泛的部位，且易被人体所吸收。艾灸时产生的近红外辐射，还可为机体细胞的代谢活动、免疫功能提供所需的能量。

小儿在生长发育过程中，许多脏腑的功能还不够健全，称之为"稚阴稚阳"之体，即脏腑娇嫩，形气未充。历代医家都根据这一生理特点提出了许多小儿保健的方法。艾灸是通过疏通经络来调节身体系统的平衡，激发小儿自我恢复能力，没有任何副作用，得到了广泛的应用。同时，艾灸突出了中医重视"治未病"的重要思想，通过艾灸可强壮机体，增强体质，适用于小儿娇嫩之体，尤其对小儿常见慢性疾病的防治有显著的疗效。

六、小儿艾灸的应用领域

目前，临床上艾灸可治愈或改善多数小儿常见病，如小儿腹泻、食积、感冒、咳嗽、哮喘、鼻炎、发育迟缓、厌食、近视、弱视等。艾灸可以明确治愈和完全控制的小儿疾病有感冒、百日咳、过敏性鼻炎、腹泻、食积、厌食、生长发育迟缓等。艾灸疗法适用广泛，疗效确切，可用于小儿常见病的治疗及日常保健。

第二章　小儿艾灸基本要求

一、艾灸工具、辅助用品

艾灸作为一种古老的中医疗法，对于很多病症都有明显的疗效，并且随着临床的验证和长期实践经验的总结，已广泛应用于小儿疾病的防治。艾灸器具及辅助用品也日益丰富，这里为大家介绍以下几种常见的艾灸器具。

（一）艾灸工具

1. 艾条

艾条是用棉纸包裹艾绒制成的圆柱形长卷，主要用于艾灸。如图 2 - 1 - 1 所示。

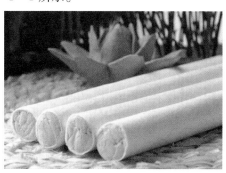

图 2 - 1 - 1　艾条

2. 艾灸盒

艾灸盒是艾灸的辅助器具，一般为木制或竹制。如图 2 -

1 - 2 所示。

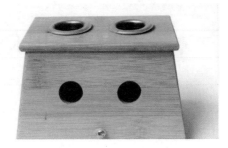

图 2 - 1 - 2　艾灸盒

3. 艾灸罐

艾灸罐又称灸疗罐或通元罐，通常和艾条、艾绒一起使用。艾灸罐在灸疗时温度调控方便，可精确控制艾条燃烧点与人体之间的距离和位置，提高灸疗效果。艾条燃烧速度适宜，既可达到良好的治疗效果，又可节省艾条的使用量。此外，艾灸罐可防范火种隐患，隔热外层又可保证使用时外壳温度适宜。如图 2 - 1 - 3 所示。

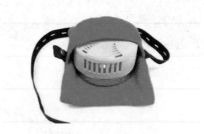

图 2 - 1 - 3　艾灸罐

4. 艾灸仪

艾灸仪操作简单，移动方便，适用于全身部位。如图 2 - 1 - 4 所示。

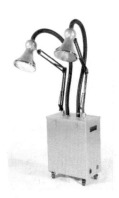

图 2 - 1 - 4　艾灸仪

（二）艾灸辅助用品

艾灸时可用相应介质将艾柱与施灸部位隔开，常见介质有生姜、附子饼、大蒜、盐及硬质药膏等。

1. 新鲜姜片

隔姜灸是在艾柱与皮肤之间垫上 0.3 ~ 0.5cm 姜片而施灸的一种方法，可借助灸火的热力及相应介质的作用，达到温通经络，祛湿散寒的疗效。如图 2 - 1 - 5 所示。

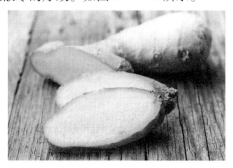

图 2 - 1 - 5　新鲜姜片

2. 炙附子

隔附子灸首见于唐代《备急千金要方》。隔附子片灸是取熟附子用水浸透后，切成 0.3～0.5cm 薄片，放于穴区，上置艾炷灸之。如图 2-1-6 所示。

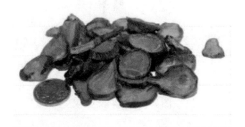

图 2-1-6　炙附子

3. 新鲜蒜片

隔蒜灸是把大蒜切成 0.3～0.5cm 薄片并放在穴位处，然后在大蒜上施灸，这种灸法主要用于治疗脓肿毒疮。如图 2-1-7 所示。

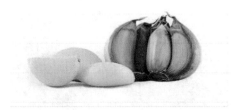

图 2-1-7　新鲜蒜片

4. 食盐

中医名著《本草纲目拾遗》中记载，盐能"调和脏腑、消宿物、令人壮健"。因此，古人很早就将盐应用于艾灸中，于是便有了隔盐灸。如图 2-1-8 所示。

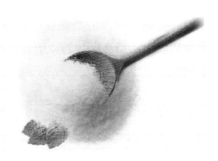

图 2 - 1 - 8 食盐

二、艾灸方法

灸法是指用艾绒或药物作为主要灸材，点燃后在相应腧穴（或病变部位）进行烧灼、熏烫，通过温通气血、扶正祛邪，调节人体经络和生理功能，起到治疗和养生保健作用的中医外治疗法。《灵枢》指出"针所不及，灸之所宜"；《医学入门》中指出"药之不及，针之不到，必须灸之"等，都对艾灸的疗效做出了充分肯定。灸法多用于虚证、寒证、阴证及儿科疾病。多数小儿在治疗过程中因惧针而无法有效地配合医生治疗，而灸法（瘢痕灸除外）具有无痛、舒适、易于接受的优点，尤其适用于小儿疾病的治疗。

适用于儿科疾病的灸法主要有悬起灸、隔物灸、现代灸和替代灸。

悬起灸

（一）概念

悬起灸是指将艾条点燃的一端放在穴位上方施灸，灸至皮肤潮红为度的一种方法。给小儿施灸过程中，一手施灸，另一手放置于施灸部位的两侧，称为辅助手，辅助手的主要作用有两点：一是随时感受施灸部位的受热程度，并调整施灸距离、施灸时间，避免造成小儿局部皮肤的烫伤；二是起到辅助治疗及保健按摩的目的。

（二）分类

悬起灸主要包括温和灸、回旋灸和雀啄灸三种。

1. 温和灸

（1）操作方法：一手持艾条，将点燃的一端置于施灸穴位上方2~3cm处，另一手放置于施灸穴位的两侧，随时感受施灸部位的温度，并做轻柔的按压以辅助治疗；操作时每个穴位的施灸时间为3~5分钟，以局部皮肤有温热感而无灼痛为宜，可根据实际情况适当调整施灸的时间。如图2-2-1所示。

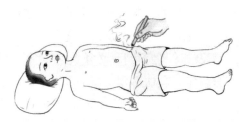

图2-2-1　温和灸

（2）主要功效：温中，补益，保健。

（3）临床应用：适用于灸法中的各种病症，还可用于日常保健和疾病预防。

（4）注意事项：此法热感温和，施灸时用辅助手放于施灸部位两侧做按摩，并感受局部温度，以避免造成小儿皮肤烧烫伤；当艾条燃烧一段时间后，要及时去除艾条燃烧时产生的灰烬，避免因灰烬处理不当而对小儿裸露的皮肤造成烧烫伤；根据温度适当调整施灸距离、施灸时间。

2. 回旋灸

（1）操作方法：一手持艾条，将点燃的一端置于施灸穴位上方 2~3cm 处，施灸时做均匀、左右方向的移动或往复回旋的运动，移动范围不宜超过 3cm，另一手放在施灸部位的两侧，随时感受施灸部位的温度，并做适当的按摩以辅助治疗；每个穴位施灸时间为 3~5 分钟，以局部皮肤潮红而无灼热感为宜，可根据实际情况适当调整施灸时间及施灸范围。如图 2-2-2、图 2-2-3 所示。

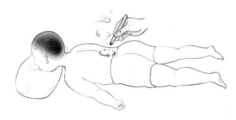

图 2-2-2　回旋灸 1

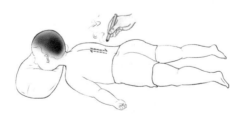

图 2-2-3　回旋灸 2

（2）主要功效：温中散寒，祛风除湿。

（3）临床应用：各种风寒湿痹之证。多用于小儿风寒感冒、哮喘、肺炎喘嗽、脑瘫等疾病。

（4）注意事项：施灸时用辅助手感受局部温度，以避免造成小儿皮肤烧烫伤；当艾条燃烧一段时间后，要及时去除艾条燃烧时产生的灰烬，避免因灰烬处理不当而对小儿裸露的皮肤造成烧烫伤。

3. 雀啄灸

（1）操作方法：一手持艾条，将点燃的一端置于施灸部位上方适当的高度，施灸时艾条与施灸部位间的距离不固定，且艾条不与施灸部位皮肤接触；操作时手持艾条模仿雀鸟啄食的动作，做均匀的一上一下或水平方向的移动；将另一手放置于施灸穴位的两侧，随时感受施灸部位的温度，并做轻柔的按压以辅助治疗；操作时每个穴位的施灸时间为 3 ~ 5 分钟，可根据病情适当调整施灸时间。如图 2 - 2 - 4 所示。

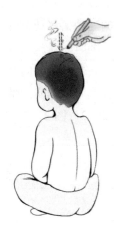

图 2 - 2 - 4　雀啄灸

（2）主要功效：升阳举陷。

（3）临床应用：急证、脱证。多用于小儿昏厥、哮喘、遗尿、发育迟缓等疾病。

（4）注意事项：此法产生的热感较强，施灸过程中要随时用辅助手感受局部温度，以避免造成小儿皮肤烧烫伤；当艾条燃烧一段时间后，要及时去除艾条燃烧时产生的灰烬，避免因灰烬处理不当而对小儿裸露的皮肤造成烧烫伤；根据温度适当调整施灸距离和施灸时间。

隔物灸

隔物灸也称"间接灸"，是指用相应介质将艾柱与施灸部位隔开的一种灸疗方法，常见的介质有生姜、附子饼、大蒜、盐及硬质药膏等。该疗法具有艾灸与特定介质的双重作用，并且温和易于接受。实际操作时，应根据病情选择合适的壮数及介质，并根据具体情况及时更换所用介质，避免造成烧烫伤（一般在 3～4 壮后更换介质）。隔物灸中使用介质的作用是保护施灸部位皮肤不被烧伤，加强疗效，降低施灸时的疼痛感，以及对艾柱起到固定作用。

　　儿科疾病中多采用大艾柱或中艾柱施灸。艾柱是指将艾绒制作成圆锥状放置于施灸穴位上，点燃后进行使用，每燃尽一个艾柱，称为一壮。艾柱的制作方法：用手将艾绒搓紧，制成上尖下圆的圆锥状。如图 2 - 2 - 5 所示。

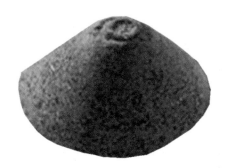

图 2 - 2 - 5 艾柱

1. 隔姜灸

　　（1）操作方法：将鲜生姜切成约 0.3cm 厚、大小适中的薄片，用针在其上扎数个小孔，放在施灸穴位上，将大小适中的艾柱放置于姜片中心，点燃后施灸。根据小儿病情选择合适的壮数，一般每个穴位灸 3～5 壮，施灸时以局部皮肤潮红而无灼痛感为宜。如图 2 - 2 - 6、图 2 - 2 - 7 所示。

　　（2）主要功效：解表散寒，温中止呕。

　　（3）临床应用：属外感风、寒、湿，或脏腑中寒之证。多用于小儿感冒、呕吐、腹泻、腹痛等疾病。

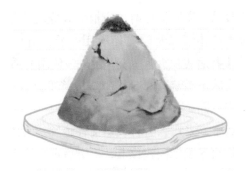

图 2 - 2 - 6　隔姜艾炷

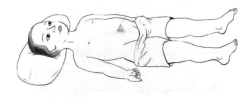

图 2 - 2 - 7　隔姜灸

（4）注意事项：施灸过程中，要适时询问小儿施灸部位是否有灼热、疼痛等感觉，并根据小儿反馈的情况及时更换姜片，避免造成小儿皮肤烧烫伤；更换艾炷时要将姜片提起，去掉已燃尽的艾炷，再放回施灸部位，上置新艾炷，点燃后继续施灸。操作过程中要小心谨慎，避免艾炷掉落等对小儿裸露的皮肤造成烧烫伤。

2. 隔附子灸

（1）操作方法：本法中包括隔附子片灸和隔附子饼灸两种。选择隔附子片灸时，需将附子用清水浸透后，切成约0.3cm厚的薄片，用针在其上扎数个小孔，放在施灸穴位上，并在附子片中心放置大小合中的艾炷，点燃后施灸，其方法同隔姜灸。选择隔附子饼灸时，需将附子捣碎成细粉，可适当加入白芨粉等，用黄酒调和成黏稠的糊状，制作成约0.4cm厚、大小适中的圆饼状，用针在附子饼上扎数个小孔后，放在施灸部位，点燃艾柱后施灸。当附子饼干焦后，更换新附子饼继续艾灸，直至施灸部位皮肤潮红而无灼痛感为宜。如图 2 - 2 - 8、图 2 - 2 - 9 所示。

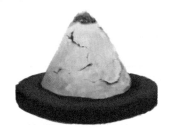

图 2 - 2 - 8　隔附子饼艾柱

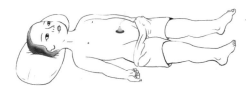

图 2 - 2 - 9　隔附子灸

（2）主要功效：温肾壮阳。

（3）临床应用：各种阳虚证。多用于小儿遗尿、腹泻、反复感冒等。

（4）注意事项：施灸过程中，要适时询问小儿施灸部位是否有灼热、疼痛等感觉，并根据小儿反馈的情况及时更换附子片或附子饼，避免造成小儿皮肤烧烫伤；更换艾柱时，要将附子片或附子饼提起，去掉已燃尽的艾柱，再放回施灸部位，重新放艾柱，点燃后继续施灸。操作过程中要小心谨慎，避免艾柱掉落等对小儿裸露的皮肤造成烧烫伤；使用附子饼灸时，要适时观察附子饼的干燥程度，避免造成小儿皮肤的烧烫伤。

3. 隔蒜灸

（1）操作方法：本法中包括隔蒜片灸和隔蒜泥灸两种。选择隔蒜片灸时，需将新鲜大蒜（以独头蒜为宜）切成约 0.3cm 厚的薄片，用针扎数个小孔，放于施灸部位，将艾柱点燃后施灸。选择隔蒜泥灸时，需将大蒜捣碎成泥，制成约 0.3cm 厚、大小适中

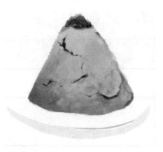

图 2 - 2 - 10　隔蒜灸 1

的圆形，放在施灸部位上，将大小适中的艾柱点燃后放在蒜片（蒜泥）中心处施灸。本法每次灸 3 ~ 5 壮，不宜过度施灸，以局部皮肤潮红为度。如图 2 - 2 - 10、图 2 - 2 - 11 所示。

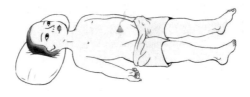

图 2 - 2 - 11　隔蒜灸 2

（2）主要功效：消肿拔毒，散结止痛。

（3）临床应用：各种虫蛇咬伤、疮疡肿毒等。多用于痈、疽、疮、疖未破溃者，以及腹中积块、蛇蝎毒虫之伤等。

（4）注意事项：施灸过程中，要适时询问小儿施灸部位是否有灼痛等感觉，并根据小儿反馈的情况及时更换蒜片（或蒜泥），避免造成小儿皮肤烧烫伤；更换艾柱时要将蒜片（或蒜泥）提起，去掉已燃尽的艾柱后，再放回施灸部位，上置新艾柱，点燃后继续施灸。操作过程中要小心谨慎，避免艾柱掉落等对小儿裸露的皮肤造成烧烫伤。

4. 隔盐灸

（1）操作方法：将纯净干燥的食盐（炒）放入小儿脐中，食盐用量以填平肚脐为宜，上方放置艾柱，点燃后施灸。本法在操作时还可在食盐和艾柱间放置薄姜片（0.3～0.5cm 厚），主要作用是防止食盐在受热后对小儿周围皮肤造成烫伤。每次施灸 3～5 壮为宜，如为急性病症，可适当多灸，不限制具体施灸壮数。如图 2－2－12 所示。

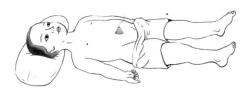

图 2－2－12　隔盐灸

（2）主要功效：回阳、救逆、固脱。

（3）临床应用：各种急慢性脱证。多用于急性腹痛、呕吐、泄泻、痢疾、四肢厥冷等。

（4）注意事项：施灸过程中，要适时询问小儿施灸部位的感觉，当出现灼痛感时，需将艾柱提起散热至灼痛感消失，再将艾柱放回继续施灸。

现代灸

随着现代中医学的不断发展和进步，现代灸是基于传统艾灸理论，结合现代科学技术产生的，以非手工操作和不燃烧为主要特点的新型艾灸疗法，多功能艾灸仪的发明和使用是现代灸产生的主要标志。

（一）现代灸的主要优势

1. 无需手工操作，施灸时根据病情调节时间、温度等即可，且不需要施灸者实时监控。

2. 无烟雾，污染小，副作用小，温度恒定可控。

3. 操作时可同时对多个穴位施灸，从而提高疗效，节约时间。

4. 可在传统艾灸中的禁灸穴进行灸治，且无不良效果，如头维、丝竹空、脑户、人迎、乳中、阴市穴等。

5. 与传统艾灸比较，更加安全、无菌、方便。

（二）分类

适合小儿使用的现代灸主要有贴敷灸、激光灸两种。

1. 贴敷灸

（1）概念：贴敷灸是在灸法理论的指导下，应用现代技术，采用现代化学发热工艺，结合灸药、温控贴、发热体等技术于一体，使用时将其贴敷于相应腧穴，利用灸贴的自发热原理发挥治疗作用的一种灸法。

（2）疗法优势：贴敷灸在使用过程中的自发热作用使分子运动加速，有利于药物透过皮肤发挥作用，同时加强了施灸时对人体的生化效应，从而达到缓解病痛的作用。

（3）临床应用：各种灸法的适应证。

腹泻贴灸：可用于禁灸部位如神阙穴，用于治疗小儿慢性腹泻。

咳嗽贴灸：小儿风寒咳嗽。

哮喘贴灸：小儿急慢性哮喘。

感冒贴灸：小儿风寒感冒。

（4）注意事项：对灸贴过敏、皮肤有破溃的部位不能使用本法。使用时每天一次，每次时间不可过长，应遵医嘱或按照说明严格把握时长，避免造成小儿局部皮肤的损伤。如图2-2-13所示。

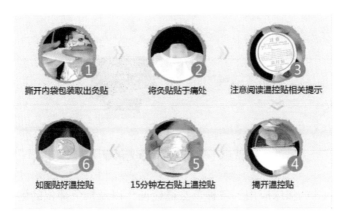

图 2 - 2 - 13 贴敷灸

2. 激光灸

（1）概念：激光灸也称"激光穴位照射疗法"，是在灸法理论的指导下，结合现代技术，利用弱激光的生物学效应对穴位进行非侵入性照射，从而达到治疗疾病的一种方法。如图 2 - 2 - 14、图 2 - 2 - 15 所示。

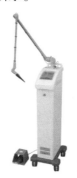

图 2 - 2 - 14 二氧化碳激光治疗仪

（2）疗法优势：和传统灸法比较，本法具有省时、无痛、无菌、安全、适应范围广的特点。

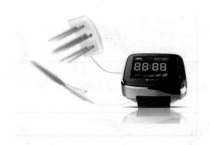

图 2 - 2 - 15　半导体激光治疗仪

（3）临床应用：各种灸法适应证，以及禁灸部位的施灸。

（4）注意事项：皮肤破溃的部位不能使用本法。

替代灸

替代灸法主要包括非艾灸类的灸法，例如天灸、灯火灸、药捻灸、药线灸等。天灸也称药物灸、发疱灸，是将具有刺激皮肤作用的药物涂抹于患处或穴位以防治疾病的一种灸法。这些灸法都会对施灸部位的皮肤造成不同程度的损伤，因此对操作人员有一定的技术要求，不建议非专业人员使用此类方法。其中，适宜小儿使用的灸法是灯火灸。

灯火灸

（1）概念：灯火灸是用灯心草蘸植物油点燃后，对准施灸部位直接点灼的灸法。此法会对皮肤造成损伤。

（2）操作方法：先将施灸穴位常规消毒，左手持有方孔之古钱一枚按于穴位上，右手持粗灯心一根，蘸以茶油或菜油，以尖端在酒精灯上点燃，趁火势炎炎之际，对准钱眼的穴位上迅速灼灸，当灼及皮肤时，发出"啪"的声响，叫做一燋。每穴每次只灸一燋，局部稍有红晕，可无瘢痕。应保持清洁，防止感染。一般急性病或痛症只灸一次，慢性病可酌情继续施灸多次。如图2－2－16、图2－2－17所示。

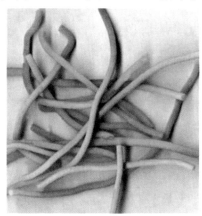

图2－2－16　灯心草

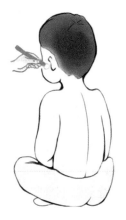

图2－2－17　灯火灸

（3）主要功效：消肿散结，息风止痉。

（4）临床应用：小儿惊风、腮腺炎等。

（5）注意事项：施灸时火焰不宜过大。每个穴位可灸2～4次，不宜过多。本法会对皮肤造成损伤，应注意施灸部位的卫生，避免感染。

三、艾灸时间和顺序

1. 艾灸的时间

据《黄帝内经·灵枢》记载，古人又将一天分为春夏秋冬四个时期，早晨为春、日中为夏、日落为秋、半夜为冬。按照具体时间来分别是：

凌晨 3 点到上午 9 点是一天的春季，叫日春。

上午 9 点到下午 3 点是一天的夏季，叫日夏。

下午 3 点到晚上 9 点是一天的秋季，叫日秋。

晚上 9 点到凌晨 3 点是一天的冬季，叫日冬。

上午是大自然和人体的阳气开始升发的时间段，也是艾灸的最佳时间。在此期间施灸可以事半功倍，特别是对怕冷、手足不温、免疫力低、大便不成形等阳虚、气虚体质的小儿，疗效更佳。

2. 艾灸的顺序

施灸讲究先后有序，"药王"孙思邈在其著作《备急千金要方》中清楚的记载了艾灸的顺序，即应当遵循先阳后阴，先左后右，先上后下的原则。

中国作为农耕大国，古代先民一般都过着面朝黄土背朝天的生活。因此，中医将背部、上身归之于阳，腹部、下身归之于阴。在阴阳学说中，头为阳、足为阴；左为阳、右为阴。所以临床上施灸的顺序如下。

先灸上部→后灸下部

先灸背腰部→后灸胸腹部

先灸头部→后灸四肢

先灸阳经穴位 →后灸阴经穴位

先灸左侧→后灸右侧

施灸量先少→后逐步增加

如不按顺序施灸，比如先灸下部，后灸头部，患儿可能会出现头面烘热、口干咽燥等不适感。操作者在施灸时还需结合病情，因病制宜，不必拘泥。

四、小儿艾灸要领

1. 施灸要掌握好"量"

（1）"壮"：古代将灸法的计数单位称为"壮"，即施灸时每燃完一个艾柱就称为"一壮"。一般来说，艾柱越大，刺激量就越大；艾灸壮数越多，刺激量也就越大。小儿皮肤敏感，通常每个穴位灸 1~3 壮。

（2）施灸的距离：小儿艾条施灸一般距离皮肤 2~3cm，以不引起灼痛为度。一般来说，距离越小，刺激量越大。

（3）施灸的时间：小儿施灸时间为 1~10 分钟。一般施灸时间越长，刺激量越大。

2. 施灸讲究先后顺序

小儿施灸一般是先灸上部，后灸下部；先灸阳部，后灸阴部；壮数是先少而后多；艾柱是先小而后大。但在特殊情况下，可酌情而灸。

3. 灸之要，气至而有效

研究表明，感传活动是人体经气运行的表现，是人体内源性调节功能被激活的标志。艾灸疗效与感传显著程度密切相关，感传愈显著，疗效也愈好。采用激发感传，促进气至病所的方法，对艾灸治疗和预防小儿相关疾病能起到较好的效果。

4. 选穴要精简，热力应充足

小儿多动，施灸选穴要精，要点、线、面整体考虑。近代针灸学家承淡安主张："取穴中肯，精简疏针，灸穴勿多，热足气匀。"

5. 季节交替最宜灸

小儿在春交夏时，夏交秋时，俱宜灸。此时经脉开合，气血流转，适时以艾灸火热之力助阴阳互生，气血旺盛，防治疾病能够事半功倍。

五、小儿艾灸的适应证及禁忌证

中医学认为，小儿在生长发育过程中，许多脏腑的功能还不够健全，称之为"稚阴稚阳"之体，即脏腑娇嫩，形气未充。历代医家都根据这一生理特点对小儿保健提出了许多治疗方法，其中之一就是灸法。对小儿实施艾灸疗法，可起到防病保健、促进生长发育的作用。虽然艾灸的防治效果好、操作简便，但由于艾灸治疗主要起到温经通络的效果，而小儿体质存在差异，所以艾灸的应用也有一定的局限性。

1. 适应证

小儿艾灸主要适用于 2 ~ 12 岁的儿童，具体选用何种灸法要根据小儿的身体状况、疾病情况等多方面综合考虑。艾叶性热，具有温经散寒、行气活血、扶阳固本、祛风解表等功效，对小儿脾胃虚弱、虚寒内生、久泻久痢、寒湿内盛等疾病，都有较好的防治效果。

小儿艾灸常见病症有腹痛、腹泻、胃脘痛、感冒、咳嗽、厌食、生长发育不良、肥胖症、手足心热、流涎、尿床、鼻炎、面瘫、腺样体肥大、麦粒肿等。

2. 禁忌证

小儿艾灸操作安全，适应范围较广，但也存在以下禁忌。

（1）禁灸部位：古代文献中有一些禁灸穴位的记载，如

《针灸甲乙经》记载了禁灸穴24个，《针灸集成》49个。从临床实践看，应避免在头面部或重要脏器、大血管附近的穴位施灸。

（2）禁忌证：高热、吐血及肝阳头痛等病症，一般不适宜施灸。

（3）其他：对于过饱、过饥、过劳、大渴、大惊、大恐、大怒的小儿，慎用灸疗。

六、小儿艾灸的注意事项及异常情况的处理

艾灸作为人类最古老的医疗方法之一，对疾病的预防及日常保健更是有着独特的作用，尤其适用于小儿疾病的防治。经过几千年的发展，艾灸形成了操作简便、疗效显著、无副作用、易于接受的特点，但操作者依然要严格按照正确的操作标准，全程认真细心，具体情况如下。

（一）注意事项

1. 施灸过程中操作者应专心致志，耐心坚持，避免注意力分散，以免艾条移动，偏离穴位。对于养生保健灸，则要长期坚持，否则不能收到预期效果。

2. 注意体位、穴位的准确性，体位选取既要符合艾灸的需要，也要保证小儿舒适、体位自然，要根据处方找准穴位，以保证艾灸的疗效。

3. 施灸时一定要注意防止艾灰落下，尤其是用艾柱灸时，要防止艾柱翻滚脱落。

4. 注意保暖和防暑。施灸时要暴露一定的体表部位，因此要注意保暖，在夏天高温时要防止中暑，同时还要注意室内温度的调节，以及空气的流通。

5. 掌握施灸的次序，如果施灸的穴位多且分散，应按先

背部后胸腹，先头身后四肢的顺序进行。

6. 注意施灸的时间，如失眠症要在临睡前施灸，避免在饭前空腹施灸或饭后立即施灸。

7. 操作应循序渐进，初次使用灸法时，要掌握好刺激量，先少量后再加大剂量，例如壮数逐渐增加，施灸时间逐渐加长，避免一开始就大剂量施灸。

8. 防止晕灸，若施灸过程中小儿出现头晕、眼花、恶心、面色苍白、心慌、汗出等情况，要立即停灸，并使小儿呈头低脚高状态仰卧，再加灸足三里，温和灸 10 分钟左右，如情况无缓解，及时送往医院治疗。

9. 注意施灸温度，对于皮肤感觉迟钝的小儿，用辅助手食指和中指置于施灸部位的两侧，以感知施灸部位的温度，做到既不致烫伤皮肤，又能收到好的疗效。

（二）异常情况的处理

灸法是一种安全有效的非药物疗法，但如果应用不当，亦可出现异常情况，其中以晕灸、过敏较为常见。

1. 晕灸

晕灸是灸疗的一种异常反应，多为轻症，但施灸时也应重视。

（1）原因：①体质因素：为最主要的诱因，体质虚弱、精神过于紧张、饥饿、疲劳，尤其是过敏体质，血管神经机能不稳定者容易晕灸。②刺激因素：穴位刺激过强易导致晕灸。③环境因素：诊室中空气混浊或闷热、声音嘈杂等情况也能引起晕灸。

（2）临床表现：轻者头晕胸闷、冷汗微出、恶心欲呕、肢体发软、摇晃不稳，或伴瞬间意识丧失。重者突然意识丧失、昏仆在地、唇甲青紫、大汗淋漓、面色灰白、双眼上翻、二便失禁，少数可伴惊厥发作。

（3）处理方法：①轻度晕灸，应立即停止施灸，将患儿扶至空气流通处。抬高双腿，头部放低（不用枕头），静卧片刻。如患儿仍感不适，给予温热开水或热茶饮服。

②重度晕灸，应停灸平卧，如情况紧急，可同时在百会穴艾灸，直至知觉恢复，症状消退。必要时配合心肺复苏，针刺水沟、涌泉及拨打 120 急救等。

2. 灸疗过敏

（1）原因：①体质因素：导致过敏反应的主要原因是患儿本身属于过敏体质，既往多有哮喘、荨麻疹病史，或对多种药物、花粉过敏史。②药物因素：一般常因艾绒质量不佳或艾柱中含有某些致敏物质，部分患儿可出现过敏性皮疹。

（2）临床表现：以过敏性皮疹最为常见，表现为局限性（穴位周围区域）的红色小疹，或全身性的风团样丘疹，并且浑身发热、瘙痒难忍，重者可伴有胸闷，呼吸困难，甚至面色苍白，大汗淋漓，脉象细微。

（3）处理方法：局部或全身过敏性皮疹的小儿，一般在停灸后几天内过敏症状自然消退。在此期间多饮水，并且应用抗组胺、维生素 C 等药物辅助症状消退。病情严重者应及时到医院进行系统治疗。

3. 灸疗过度

（1）非化脓灸时，因灸灼过度导致局部出现水疱，如水疱不大，可用龙胆紫药水搽涂，并注意不要让患儿抓破，一般数日后即可吸收自愈。如水疱过大，宜用消毒针具引出水疱内液，外用消毒敷料保护，也可在数日内痊愈。

（2）化脓灸后，在化脓期或灸后起疱破溃期，均应忌酒、鱼腥及刺激性食物，因为这些食物能助湿化热，生痰助风，并可刺激皮肤引起不良反应，使创面不易收敛或愈合。

（三）安全操作的方法

1. 艾灸器的选择

最好选用温灸器给小儿施灸。温灸器可以固定在小儿的身上，减少对小儿活动的影响。

2. 艾材的选择

选用高比例陈年艾绒，宜 20∶1 及以上，并以 3 年或 3 年以上艾绒为最佳，因为新艾会灼伤经脉和肌肤。

3. 消毒

在皮肤上施以直接灸时，需用 75% 酒精棉球局部消毒，面积要尽量大些，这样可防止灸后皮肤破溃及感染。至于施灸的原料则无需消毒，只需将艾绒晒干即可。

4. 注意禁灸的部位

必须根据选定的穴位施灸，对于颜面及后头部等，尽量避免使用直接灸，以免残留灸痕。

5. 施灸勿急于求成

施灸时切勿急于求成，艾炷宜小，以减轻小儿的痛苦感及惧怕感。此外，要明确认识到，只有坚持灸疗才能收获较好的效果。

6. 施灸的顺序

在施灸的过程中要注意施灸部位的先后顺序，应先阳后阴（背部为阳，腹部为阴）、先上后下、先左后右。使用艾条悬灸时，宜根据部位依次施灸，这样有助于机体达到阴阳平衡、气血顺畅的效果。

7. 艾灸适宜年龄

小儿艾灸主要适用于 2～12 岁的儿童。施灸时间不宜过长，从每穴 1～5 分钟开始，逐渐延长施灸时间。2～3 岁小儿，每穴施灸 1~3 分钟，局部温热即可；3~5 岁小儿，每穴施灸 3~5 分钟，随着小儿年龄的增长，施灸时间可适当延长，但不宜超过 10 分钟。3 岁以下不配合的小儿，可在小儿熟睡之中施灸。

8. 艾灸的温度

（1）小儿施灸，火力宜缓，不宜过量过猛，以 18mm 的细艾条悬灸最佳。

（2）小儿不能准确表达艾灸温度的高低，家长可将自己的辅助手拇指和食指呈"八"字形撑开，放置于待灸穴位周围，将艾条点燃后置于其上方。通过调节艾条与手指之间的垂直距离来调控艾灸的温度。

9. 艾烟的处理

（1）艾烟的药理学认识

一般情况下，艾灸的烟气对人体基本没有不良影响，但哮喘小儿对此反应较大，应慎重施灸。药理试验证明，艾烟有较明显的抗菌作用，特别是针对细菌和真菌。艾烟可用于空气消毒，且对疱疹病毒、流感病毒和腮腺炎病毒等也有抑制作用。艾叶挥发油的口服或喷雾给药均有较好的平喘、镇咳作用，其中以平喘作用最为显著。临床上使用艾叶挥发油喷雾剂或艾叶挥发油湿化吸入法治疗哮喘，均有较好疗效。

（2）避免艾烟的方法：①选择合适的艾条。艾绒宜选用陈年艾，陈艾不伤阴不伤血，施灸时基本不产生疼痛感。陈艾的艾色以土黄者为佳，发绿的为当年艾；陈艾气味芳香，当年艾则有一股青草味，陈年艾火不急不烈，柔和通透，使人感觉舒服。②房间通风。施灸时要注意房间空气的流通，可使用抽油烟机。③艾烟味去除。艾灸时宜给小儿使用同一件衣服，施灸后立即换掉。衣服残留的艾烟味用白醋浸泡即可去掉。

10. 艾灰的处理

（1）灸疗结束后，须将燃着的艾绒熄灭。可用镊子将艾绒取下，用清水浇灭艾火，或直接放入灭火盒内，以防复燃事故发生。

（2）施灸过程中，可用镊子将艾灰轻轻拨入盛有水的容器内，以防小儿烫伤。

第三章　小儿艾灸常用穴位和特定穴

一、穴位定位方法

1. 骨度分寸法

以体表骨节为主要标志测量全身各部的长度和宽度，定出分寸，用于经穴定位的方法，称骨度分寸法。全身主要骨度折量寸，见图3-1-1、表3-1-1。

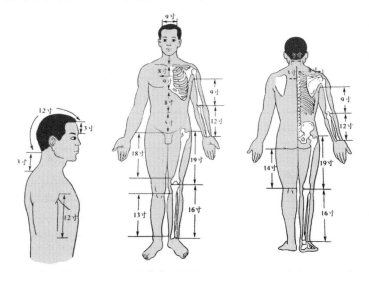

图3-1-1　骨度折量寸

表 3-1-1　骨度折量寸表

部位	起止点	折量寸	度量法	说明
头面部	前发际正中至后发际	12 寸	直寸	用于确定头部经穴的纵向距离
	眉间（印堂）→前发际正中	3 寸	直寸	用于确定前或后发际及其头部经穴的纵向距离
	前额两发迹（头维）之间	9 寸	横寸	用于确定头前部经穴的横向距离
	耳后两乳突（完骨）之间	9 寸	横寸	用于确定头后部经穴的横向距离
胸腹胁部	胸骨上窝（天突）→胸剑联合中点（歧骨）	9 寸	直寸	用于确定胸部任脉穴的纵向距离
	胸剑联合中点（歧骨）→脐中	8 寸	直寸	用于确定上腹部经穴的纵向距离
	脐中→耻骨联合上缘（曲骨）	5 寸	直寸	用于确定下腹部经穴的纵向距离
	两乳头之间	8 寸	横寸	用于确定胸腹部经穴的横向距离
	腋窝顶点→第 11 肋游离端（章门）	12 寸	直寸	用于确定胁肋部经穴的纵向距离
背腰部	肩胛骨内缘→后正中线	3 寸	横寸	用于确定背腰部经穴的横向距离
上肢部	腋前、后纹头→肘横纹（平尺骨鹰嘴）	9 寸	直寸	用于确定臂部经穴的纵向距离
	肘横纹（平尺骨鹰嘴）→腕掌（背）侧远端横纹	12 寸	直寸	用于确定前臂部经穴的纵向距离
下肢部	耻骨联合上缘→髌底	18 寸	直寸	用于确定下肢内侧足三阴经穴的纵向距离
	髌底→髌尖	2 寸	直寸	
	髌尖（膝中）→内踝尖	15 寸	直寸	用于确定小腿内侧部腧穴的纵向距离

续表

部位	起止点	折量寸	度量法	说明
下肢部	股骨大转子→腘横纹	19 寸	直寸	用于确定大腿前外侧部腧穴的纵向距离
	臀沟→腘横纹	14 寸	直寸	用于确定大腿后部腧穴的纵向距离
	腘横纹→外踝尖	16 寸	直寸	用于确定小腿外侧部腧穴的纵向距离
	内踝尖→足底	3 寸	直寸	用于确定足内侧部腧穴纵向距离

2. 指寸定位法

指寸定位法又称同身寸法，是根据本人手指所规定的分寸以量取自身腧穴的方法。可分为中指同身寸、拇指同身寸和横指同身寸。如图 3 - 1 - 2、图 3 - 1 - 3、图 3 - 1 - 4 所示。

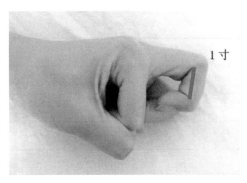

图 3 - 1 - 2　中指同身寸

3. 标志定位法

标志定位法是根据人体表面容易观察到或可以触摸到的体表标志而确定穴位所在部位的方法，可分为固定标志法和活动标志法。

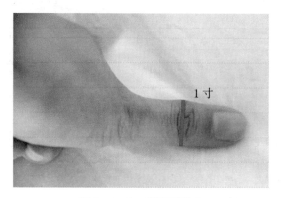

图 3 - 1 - 3 拇指同身寸

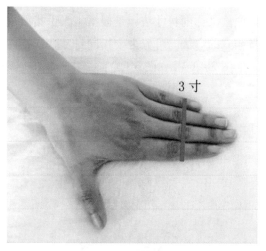

图 3 - 1 - 4 横指同身寸

二、穴位定位及主治

(一) 手太阴肺经及相关腧穴

手臂肺经见图 3 - 2 - 1。

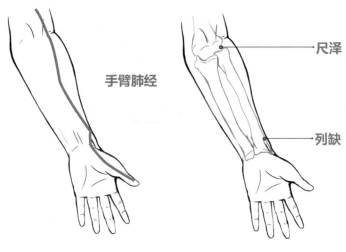

图 3 - 2 - 1 手臂肺经　　　图 3 - 2 - 2 尺泽、列缺

1. 尺泽

定位：在肘横纹中，肱二头肌腱桡侧凹陷处（图 3 - 2 - 2）。

主治：咳嗽、气喘、痰多、咽喉肿痛、咽炎、百日咳、肺炎。

2. 列缺

定位：桡骨茎突上方，腕横纹上 1.5 寸，当肱桡肌与拇长展肌腱之间（图 3 - 2 - 2）。

主治：咳嗽、气喘、头痛、齿痛、颈椎病、腕关节周围软组织疾病。

3. 少商

定位：拇指末节桡侧，距指甲角 0.1 寸（图 3 - 2 - 3）。

主治：咽喉肿痛、昏迷、中暑呕吐、咳嗽、小儿惊风、癫狂、鼻衄。

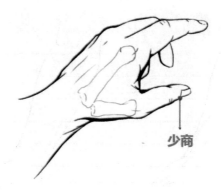

图 3 - 2 - 3　少商

(二) 手阳明大肠经相关腧穴

1. 合谷

定位：手背第 1、2 掌骨间，第 2 掌骨桡侧的中点处（图 3 - 2 - 4）。

主治：头痛、齿痛、目赤肿痛、咽喉肿痛、失音、痄腮、牙关紧闭、无汗、多汗、鼻衄、发热恶寒、瘾疹、疟疾、口眼㖞斜、腹痛。

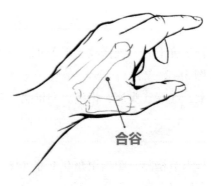

图 3 - 2 - 4　合谷

2. 曲池

定位：肘横纹外侧端与肱骨外上髁连线中点（图 3 - 2 - 5）。

主治：热病半身不遂、风疹、手臂肿痛无力、齿痛、瘰疬、咽喉肿痛、目赤肿痛、腹痛吐泻、癫狂、高血压。

3. 迎香

定位：鼻翼外缘中点旁约 0.5 寸，当鼻唇沟中（图 3 - 2 - 6）。

主治：鼻塞不通、口㖞、鼻衄、面痒、鼻息肉。

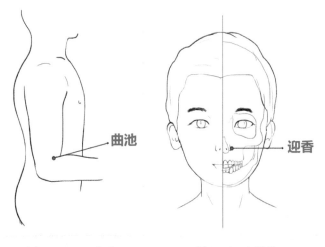

图 3 - 2 - 5　曲池　　　　图 3 - 2 - 6 迎香

（三）足阳明胃经相关腧穴

1. 承泣

定位：瞳孔直下，眼球与眶下缘之间（图 3 - 2 - 7）。

主治：眼睑𥆧动、目赤肿痛、夜盲、口眼㖞斜、迎风流泪。

2. 四白

定位：瞳孔直下，眶下孔凹陷处（图3－2－7）。

主治：目赤痛痒、目翳、头面疼痛、眼睑瞤动、迎风流泪、口眼㖞斜。

3. 地仓

定位：口角外侧约0.4寸，上直对瞳孔（图3－2－7）。

主治：口眼㖞斜、口角痉挛、齿痛、流涎。

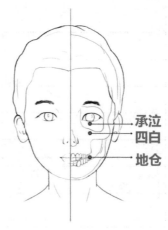

图3－2－7　承泣、四白、地仓

4. 颊车

定位：下颌角前上方约一横指（中指），咀嚼时咬肌隆起最高点（图3－2－8）。

主治：口眼㖞斜、颊肿、齿痛、牙关紧闭、面肌痉挛。

5. 下关

定位：耳前方，当颧弓与下颌切迹所形成的凹陷中（图3－2－8）。

主治：下颌关节炎、三叉神经痛、齿痛、口眼㖞斜、耳聋、耳鸣、聤耳。

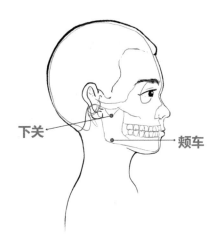

图 3 - 2 - 8　颊车、下关

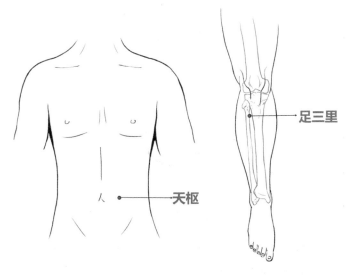

图 3 - 2 - 9　天枢　　　　　图 3 - 2 - 10 足三里

6. 天枢

定位：与脐平行，旁开2寸（图3-2-9）。

主治：腹痛、腹胀、便秘、疝气、水肿、肠痈。

7. 足三里

定位：犊鼻下3寸，距胫骨前缘1横指（图3-2-10）。

主治：胃痛、呕吐、腹胀、肠鸣、消化不良、泻泄、便秘、痢疾、脚气、心悸、气短、水肿、中风、癫狂。

8. 内庭

定位：足背第2、3脚趾间赤白肉际处（图3-2-11）。

主治：上齿痛、鼻衄、腹痛、腹胀、泻泄、足背肿痛、痢疾。

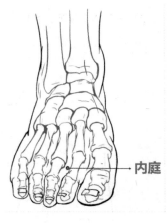

图3-2-11　内庭

（四）足太阴脾经相关腧穴

1. 公孙

定位：第一跖骨基底部前下方，赤白肉际处（图3-2-12）。

主治：胃痛、呕吐、饮食不化、腹痛、痢疾、泻泄、心烦失眠、嗜卧。

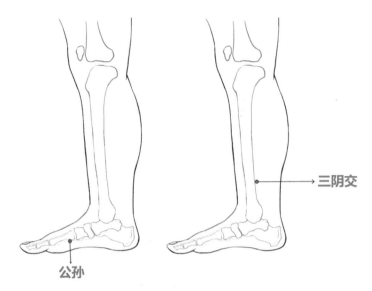

图 3 - 2 - 12　公孙　　　　　图 3 - 2 - 13　三阴交

2. 三阴交

定位：内踝尖上 3 寸，胫骨内侧面后缘（图 3 - 2 - 13）。

主治：足痿痹痛、高血压、腹痛、湿疹、荨麻疹、水肿、小便不利、腹胀、失眠、疝气、遗尿。

3. 大横

定位：脐中旁开 4 寸（图 3 - 2 - 14）。

主治：腹痛、腹泻、大便秘结。

（五）手少阴心经相关腧穴

1. 神门

定位：腕横纹尺侧端，尺侧腕屈肌腱的桡侧凹陷处（图 3 - 2 - 15）。

主治：心痛、心烦、健忘失眠、惊悸怔忡、痴呆、头痛、眩晕、目黄胁痛、癫狂痫证、呕血、掌中热、失音、吐血。

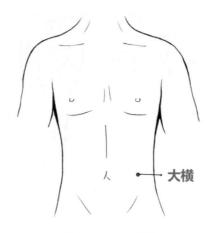

图 3 – 2 – 14　大横

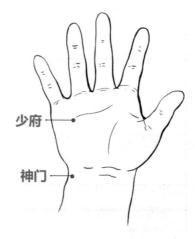

图 3 – 2 – 15　神门、少府

2. 少府

定位：第 4、5 掌骨之间，握拳时，当小指尖处（图 3 – 2 – 15）。

主治：心悸、心痛、阴痒、阴痛、痈疡、手小指挛痛。

（六）手太阳小肠经相关腧穴

后溪

定位：第 5 掌指关节后，掌指横纹赤白肉际处（图 3 - 2 - 16）。

主治：头项强痛、耳聋、癫狂、目赤、目眩、咽喉肿痛。

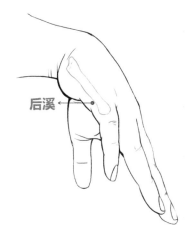

图 3 - 2 - 16 后溪

（七）足太阳膀胱经相关腧穴

1. 睛明

定位：目内眦角稍上方凹陷处（图 3 - 2 - 17）。

主治：目赤肿痛、迎风流泪、近视、夜盲、色盲、目翳、目视不明。

2. 风门

定位：第 2 胸椎棘突下，旁开 1.5 寸（图 3 - 2 - 18）。

主治：感冒、咳嗽、发热、头痛、项痛、胸背痛、荨麻疹、遗尿。

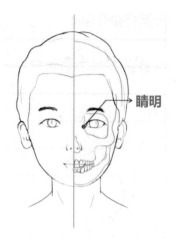

图 3 – 2 – 17　睛明

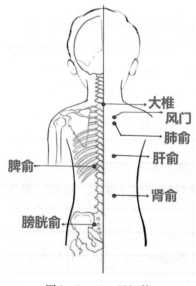

图 3 – 2 – 18　风门等

3. 肺俞

定位：第 3 胸椎棘突下，旁开 1.5 寸（图 3 - 2 - 18）。

主治：咳嗽、气喘、胸满、背痛、潮热、盗汗、吐血、鼻塞。

4. 肝俞

定位：第 9 胸椎棘突下，旁开 1.5 寸（图 3 - 2 - 18）。

主治：黄疸、胁痛、吐血、目赤、目视不明、痫证、背痛、眩晕。

5. 脾俞

定位：第 11 胸椎棘突下，旁开 1.5 寸（图 3 - 2 - 18）。

主治：腹胀、泄泻、呕吐、胃痛、消化不良、水肿。

6. 肾俞

定位：第 2 腰椎棘突下，旁开 1.5 寸（图 3 - 2 - 18）。

主治：耳鸣、耳聋、小便不利、水肿、遗尿、喘咳少气。

7. 膀胱俞

定位：骶正中脊旁 1.5 寸，平第 2 骶后孔（图 3 - 2 - 18）。

主治：遗尿、小便不利、泄泻、腰骶部疼痛。

（八）足少阴肾经相关腧穴

1. 涌泉

定位：足底前三分之一凹陷处（图 3 - 2 - 19）。

主治：头痛、头晕、小便不利、便秘、小儿惊风、痫证、昏厥、足心热。

2. 照海

定位：足内踝尖下方凹陷处（图 3 - 2 - 20）。

主治：痫证、失眠、咽干咽痛、目齿肿痛、小便不利、小便频数、下肢痿痹。

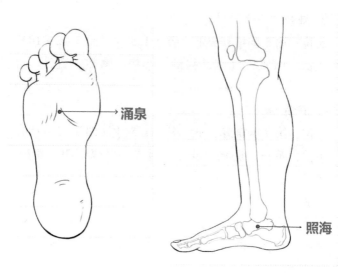

图 3 - 2 - 19　涌泉　　　　图 3 - 2 - 20　照海

（九）手厥阴心包经及相关腧穴

手部心包经见图 3 - 2 - 21。

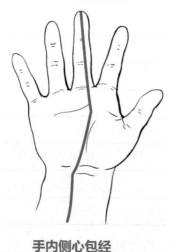

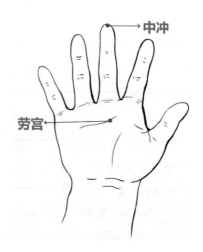

图 3 - 2 - 21　手部心包经　　图 3 - 2 - 22　劳宫、中冲

1. 劳宫

定位：掌心横纹中，第 2、3 掌骨间，握拳屈指时中指指尖处（图 3 - 2 - 22）。

主治：心痛、呕吐、癫狂、口疮、口臭。

2. 中冲

定位：手中指末节尖端中央（图 3 - 2 - 22）。

主治：心痛、昏迷、舌强肿痛、热病、小儿夜啼、中暑、昏厥。

（十）手少阳三焦经相关腧穴

1. 翳风

定位：耳垂后下方，乳突与下颌角之间的凹陷处（图 3 - 2 - 23）。

主治：耳聋、耳鸣、口眼㖞斜、牙关紧闭、齿痛、颊肿。

2. 丝竹空

定位：眉梢尾端凹陷处（图 3 - 2 - 23）。

主治：头痛、目赤肿痛、眼睑眴动、齿痛、癫狂痫。

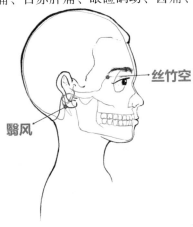

图 3 - 2 - 23 翳风、丝竹空

（十一）足少阳胆经相关腧穴

1. 阳白

定位：瞳孔直上，眉上 1 寸（图 3 - 2 - 24）。

主治：目赤肿痛、眼睑下垂、口眼㖞斜、头痛。

2. 光明

定位：外踝尖上 5 寸，腓骨前缘（图 3 - 2 - 25）。

主治：目痛、夜盲、下肢痿痹、乳房胀痛。

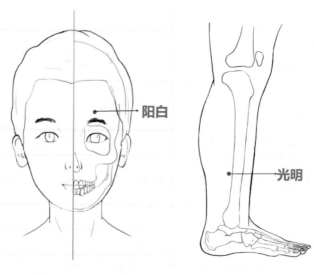

图 3 - 2 - 24　阳白　　　　　图 3 - 2 - 25　光明

（十二）足厥阴肝经相关腧穴

1. 行间

定位：足背第 1、2 趾间，趾蹼缘后方赤白肉际处（图 3 - 2 - 26）。

主治：头痛、目眩、目赤肿痛、胁痛、疝气、癫痫。

2. 太冲

定位：足背第 1、2 跖骨结合部之前凹陷处（图 3 - 2 - 26）。

主治：头痛、眩晕、目赤肿痛、遗尿、小儿惊风、呕逆、胁痛。

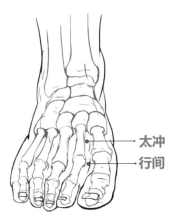

图 3 - 2 - 26 行间、太冲

（十三）督脉及相关腧穴

背部督脉见图 3 - 2 - 27。

1. 百会

定位：两耳尖的连线与正中线的交汇点（图 3 - 2 - 28）。

主治：头痛、眩晕、健忘、不寐。

2. 大椎

定位：背部后正中线，第 7 颈椎棘突下凹陷处（图 3 - 2 - 28）。

主治：热病、咳嗽、癫痫、腰脊强痛、风疹、头痛项强、肩背痛。

3. 命门

定位：腰部后正中线，第 2 腰椎棘突下凹陷处（图 3 - 2 - 28）。

主治：阳痿、遗精、带下、遗尿、尿频、腰脊强痛、泄泻。

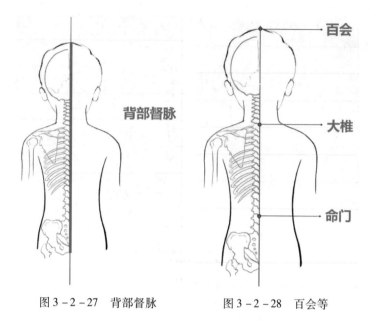

图 3 - 2 - 27　背部督脉　　　图 3 - 2 - 28　百会等

4. 囟会

定位：前发际正中直上 2 寸（图 3 - 2 - 29）。

主治：头痛、眩晕、鼻渊、鼻衄、癫痫、惊悸、嗜睡、高血压、神经症。

5. 上星

定位：前发际正中直上 1 寸（图 3 - 2 - 29）。

主治：头痛、目痛、鼻渊、鼻衄、癫狂、疟疾、热病。

6. 印堂

定位：两眉头之间的中点（图 3 - 2 - 30）。

主治：头痛、眩晕、鼻渊、鼻衄、目赤肿痛、小儿惊风、失眠。

7. 素髎

定位：鼻尖的正中央（图 3 - 2 - 30）。

主治：昏迷、昏厥、新生儿窒息、鼻塞、鼻衄、鼻渊。

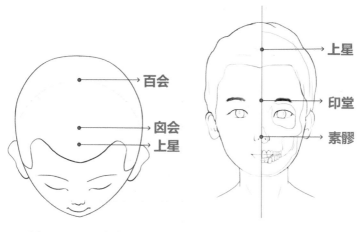

图 3 - 2 - 29　囟会、上星　　　图 3 - 2 - 30　印堂、素髎

（十四）任脉及相关腧穴

腹部任脉见图 3 - 2 - 31。

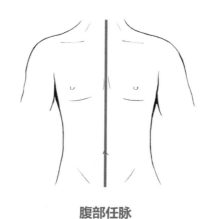

腹部任脉

图 3 - 2 - 31　腹部任脉

1. 膻中

定位：前正中线，平第 4 肋间隙，两乳头连线的中点（图 3 - 2 -32）。

主治：咳嗽、气喘、胸痛、心悸、噎膈。

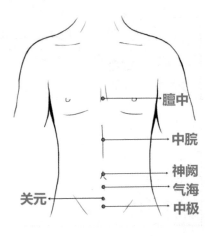

图 3 - 2 - 32　膻中等

2. 中脘

定位：前正中线，脐上 4 寸（图 3 - 2 - 32）。

主治：胃痛、呕吐、吞酸、呃逆、腹胀、泄泻。

3. 神阙

定位：肚脐中央（图 3 - 2 - 32）。

主治：腹痛、泄泻、脱肛、水肿、虚脱。

4. 气海

定位：前正中线，脐下 1.5 寸（图 3 - 2 - 32）。

主治：腹痛、泄泻、便秘、遗尿、虚脱。

5. 关元

定位：前正中线，脐下 3 寸（图 3 - 2 - 32）。

主治：遗尿、小便频数、尿闭、泄泻、腹痛。

6. 中极

定位：前正中线，脐下4寸（图3-2-32）。

主治：尿潴留、遗尿、小便频数、尿闭。

7. 廉泉

定位：颈部正中线上，喉结上方，舌骨上缘凹陷处（图3-2-33）。

主治：口腔炎、舌炎、口舌生疮、声带麻痹、舌根部肌肉萎缩。

8. 承浆

定位：面部颏唇沟正中凹陷处（图3-2-33）。

主治：口喝、齿龈肿痛、流涎、癫狂。

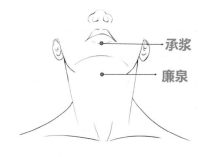

图3-2-33　廉泉、承浆

9. 天突

定位：胸骨上窝中央（图3-2-34）。

主治：咳嗽、气喘、胸痛、咽喉肿痛、暴瘖、噎膈、梅核气。

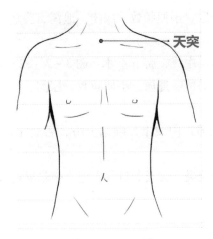

图 3 – 2 – 34 天突

（十五）经外奇穴

1. 鱼腰

定位：在额部，瞳孔直上，眉毛正中（图 3 – 2 – 35）。

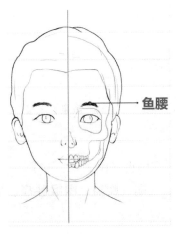

图 3 – 2 – 35 鱼腰

主治：目赤肿痛、近视、三叉神经痛。

2. 太阳

定位：颅顶骨、颧骨、蝶骨及颞骨的交汇之处（图 3 - 2 - 36）。

主治：偏正头痛、神经血管性头痛、目赤肿痛。

3. 四缝

定位：在第 2 ~ 5 指掌侧，近端指间关节的中央，一侧 4 穴（图 3 - 2 - 37）。

主治：小儿消化不良。

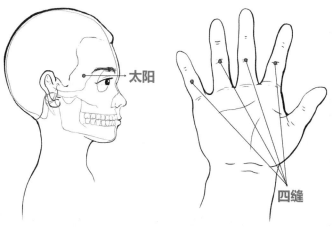

图 3 - 2 - 36　太阳　　　　图 3 - 2 - 37　四缝

4. 定喘

定位：第 7 颈椎棘突下，旁开 0.5 寸（图 3 - 2 - 38）。

主治：哮喘、咳嗽、落枕、肩背痛。

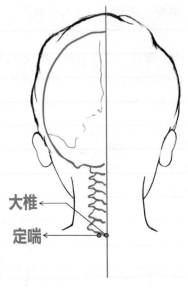

图 3 - 2 - 38　定喘

三、小儿特定穴定位及主治

(一) 上肢部穴位

1. 脾经

定位：拇指末节螺纹面或拇指桡侧缘，由指尖至指根呈一直线（图 3 - 1 - 1）。

主治：小儿食欲不振、肌肉消瘦、消化不良、皮肤发黄、恶心呕吐、腹痛泻痢、饮食停滞、胃脘痞闷、吞酸、纳呆。

2. 胃经

定位：拇指掌面近掌端第一节或大鱼际桡侧缘赤白肉际处，由掌根至拇指根呈一直线（图 3 - 3 - 2）。

主治：小儿脾胃虚弱、消化不良、腹胀纳呆等症。

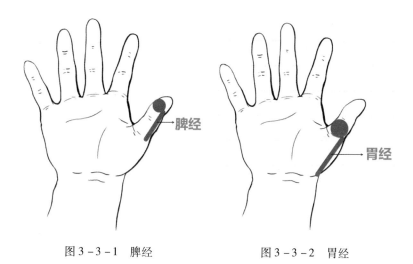

图 3 - 3 - 1　脾经　　　　　　　图 3 - 3 - 2　胃经

3. 肝经

定位：食指末节螺纹面或食指掌面，由指尖至指根呈一直线（图 3 - 3 - 3）。

主治：小儿惊风、抽搐、烦躁不安、五心烦热等实证。

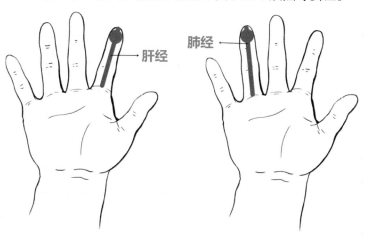

图 3 - 3 - 3　肝经　　　　　　　图 3 - 3 - 4　肺经

4. 肺经

定位：无名指末节螺纹面或无名指掌面，由指尖至指根呈一直线（图3-3-4）。

主治：小儿虚性咳喘、遗尿、自汗、盗汗等虚证，以及脏热喘咳、感冒发热、便秘等实证。

5. 肾经

定位：小指末节螺纹面或小指掌面稍偏尺侧，由指尖至指根呈一直线（图3-3-5）。

主治：小儿先天不足、久病体虚、肾虚久泻、多尿、遗尿、虚汗、喘息等虚证，以及膀胱蕴热、小便赤涩、腹泻等实证。

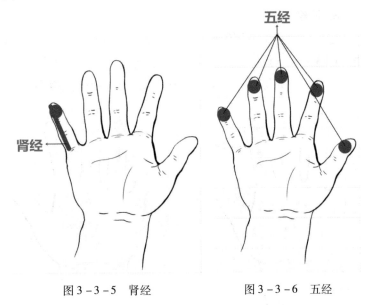

图3-3-5 肾经　　　　　图3-3-6 五经

6. 五经

定位：拇、食、中、无名、小指末节螺纹面，即脾、肝、心、肺、肾经（图3–3–6）。

　　主治：常用于促进小儿生长发育，具有健脾、疏肝、宁心、润肺、温肾的功效。

7. 小横纹

　　定位：掌面食、中、无名、小指掌指关节横纹处（图3–3–7）。

　　主治：小儿脾胃热结、口唇破烂及腹胀等症。

8. 大肠

　　定位：食指桡侧缘，自食指尖至虎口呈一直线（图3–3–8）。

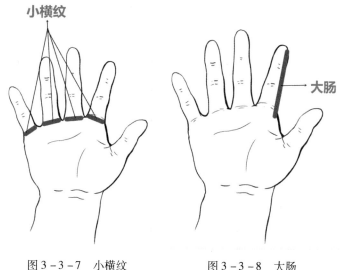

图3–3–7　小横纹　　　　　　图3–3–8　大肠

　　主治：小儿腹泻、肠鸣、食积等症。

9. 肾纹

　　定位：手掌面，小指远侧指间关节横纹处（图3–3–9）。

　　主治：小儿目赤肿痛、口舌生疮、弄舌、高热等症。

10. 板门

定位：手掌大鱼际平面（图 3 – 3 – 10）。

主治：小儿乳食停积、食欲不振或嗳气、腹胀、腹泻、呕吐等症。

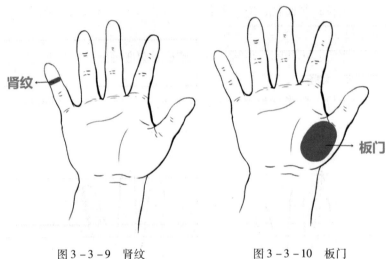

图 3 – 3 – 9　肾纹　　　　　　　图 3 – 3 – 10　板门

11. 内八卦

定位：手掌面，以掌心为圆心，以掌心至中指根横纹 2/3 处为半径，所作圆周，八卦穴即在此圆周上（对小天心者为坎，对中指者为离，在拇指侧离至坎半圆的中心为震，在小指侧半圆的中心为兑）。共八个方位，即乾、坎、艮、震、巽、离、坤、兑（图 3 – 3 – 11）。

主治：小儿咳嗽气喘、痰结喘嗽、胸闷气短、乳食内伤、腹胀、呕吐及纳呆等症。

12. 总筋

定位：掌后腕横纹中点（图 3 – 3 – 12）。

主治：小儿口舌生疮、潮热、夜啼等症。

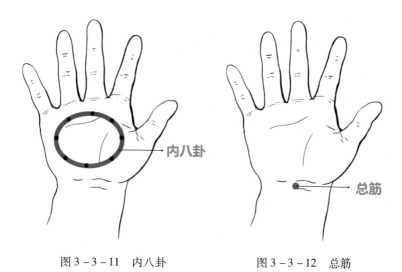

图 3 – 3 – 11　内八卦　　　　图 3 – 3 – 12　总筋

13. 天河水

定位： 前臂正中，自总筋至洪池呈一直线（图 3 – 3 – 13）。

主治： 小儿五心烦热、口燥咽干、唇舌生疮、夜啼等症。

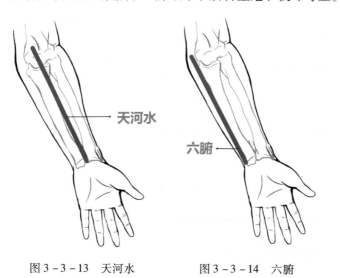

图 3 – 3 – 13　天河水　　　　图 3 – 3 – 14　六腑

14. 六腑

定位：前臂尺侧，自阴池至肘呈一直线（如图 3 – 3 – 14）。

主治：小儿口舌生疮、潮热、夜啼等实热证。

15. 五指节

定位：掌背五指近侧指间关节处（图 3 – 3 – 15）。

主治：小儿惊惕不安、惊风、胸闷、痰喘、咳嗽等症。

16. 二人上马

定位：手背无名指与小指掌指关节后凹陷中（图 3 – 3 – 16）。

主治：小儿阴虚阳亢、潮热烦躁、牙痛、小便赤涩淋沥等症。

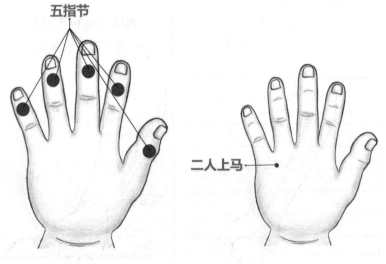

图 3 – 3 – 15　五指节　　　　图 3 – 3 – 16　二人上马

17. 外劳宫

定位：掌背中，屈指时中指端与无名指端之间的中点

（图 3 - 3 - 17）。

主治：小儿外感风寒、鼻塞流涕、脏腑积寒、完谷不化、肠鸣腹泻、寒痢腹痛、疝气、脱肛、遗尿等症。

18. 合谷

定位：手背第 1、2 掌骨之间，近第 2 掌骨中点的桡侧（图 3 - 3 - 18）。

主治：小儿发热无汗、头痛、项强、面瘫、口噤、便秘、呕吐、嗳气呃逆、鼻衄等症。

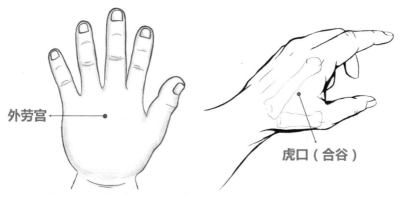

图 3 - 3 - 17　外劳宫　　　　　　图 3 - 3 - 18　合谷

19. 外八卦

定位：掌背外劳宫周围，与内八卦相对处（图 3 - 3 - 19）。

主治：小儿胸闷、腹胀、便结等症。

20. 螺蛳骨

定位：屈肘，掌心向胸，尺骨小头桡侧缘骨缝中（图 3 - 3 - 20）。

主治：小儿消化不良、潮热、惊悸等症。

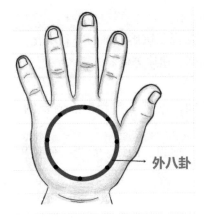

图 3 - 3 - 19　外八卦

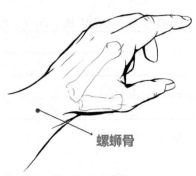

图 3 - 3 - 20　螺蛳骨

（二）胸腹部穴位

1. 肚角

定位：脐下 2 寸（石门），旁开 2 寸之大筋（图 3 - 3 - 21）。

主治：小儿寒性腹痛、伤食腹痛等症。

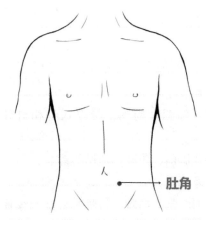

图 3 - 3 - 21　肚角

（三）背腰骶部穴位

1. 肺俞

定位：第三胸椎棘突下，督脉旁开 1.5 寸处，属足太阳膀胱经，系肺之背俞穴（图 3-3-22）。

主治：小儿呼吸系统疾病，如外感发热、咳嗽、痰鸣等症。

2. 七节骨

定位：从第四腰椎至尾椎骨端呈一直线；又说自第二腰椎至尾椎骨端呈一直线（图 3-3-23）。

主治：小儿虚寒腹泻或久痢等症。

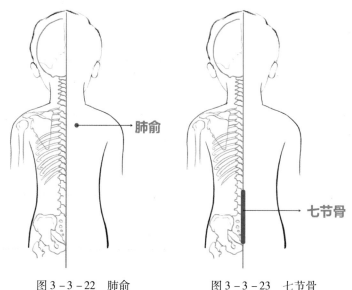

图 3-3-22 肺俞　　　　　　　图 3-3-23 七节骨

3. 龟尾

定位：在尾椎骨端，又说在尾椎骨端与肛门连线之中点处，属督脉。小儿推拿应用中习惯取尾骨端（图 3-3-24）。

主治：小儿泄泻、便秘、脱肛、遗尿等症。

4. 脊柱 (脊)

定位：在后正中线上，自第一胸椎至尾椎端呈一直线（图3-3-25）。

主治：小儿发热、惊风、夜啼、疳积、腹泻、腹痛、呕吐、便秘等症。

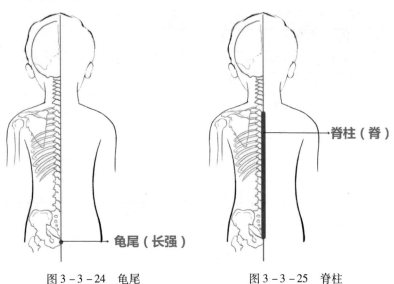

图3-3-24　龟尾　　　　　　　图3-3-25　脊柱

(四) 下肢部穴位

1. 百虫

定位：在膝内侧肌肉丰厚处，当髌骨内上缘2.5寸处（图3-3-26）。

主治：小儿四肢抽搐、下肢痿躄不用等症。

2. 三阴交

定位：内踝高点直上3寸，当胫骨内侧面后缘处（图3-3-27）。

主治：小儿泌尿系统疾病、下肢痹痛、瘫痪、惊风、消化不良等症。

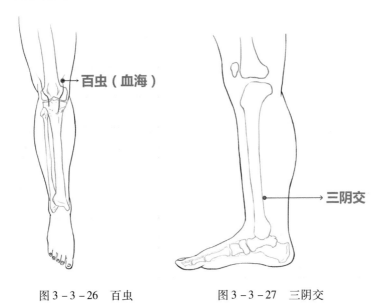

图 3 – 3 – 26　百虫　　　　　图 3 – 3 – 27　三阴交

第四章　小儿艾灸保健调理

灸法作用广泛，多用于虚证、寒证、阴证的治疗，对于慢性疾病及部分急症均有疗效；此外，艾灸的养生保健功能对小儿的生长发育起到重要作用，如《养生一言草》中指出"小儿每月灸身柱、天枢，可保无病"。

灸法在儿科疾病中的主要作用是健全小儿神经系统功能、完善消化系统功能、预防呼吸系统疾患、增强免疫力和促进生长发育。

灸法主要应用于小儿的益智健脑、生长发育、增强免疫力等方面。

一、益智健脑

中医学认为，脑为元神之府，对智力的形成起到重要作用，而神、志、思、意、智等精神意识与智力的开发密切相关。《素问·宣明五气》中记载，"五脏所藏：心藏神、肺藏魄、肝藏魂、脾藏意、肾藏志"。其中，又以心、脾、肾三脏对智力发育的影响最为重要，如"心者，智之舍也""脾主意与思，意者，记所往事，思则兼心之所为也""肾者，精神之舍，性命之根"等理论也充分地体现出这三脏在智力发育中的重要性。

中医采用艾灸疗法调节小儿智力发育的主要作用原理：一是疏通经络、增加大脑血流量、调节大脑神经等。二是振奋精神、消除疲劳、提高大脑思维和记忆能力。

艾灸调节小儿智力发育主要通过补肾培元、填精益髓、宁心健脾、补脑安神来实现。

（一）灸疗取穴

百会、四神聪、囟会、神庭、大椎、身柱、太阳、肾经。

（二）定位

1. 百会

两耳尖的连线与正中线的交汇点（图 4 - 1 - 1）。

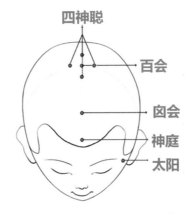

图 4 - 1 - 1　百会等

2. 四神聪

百会穴前、后、左、右各 1 寸处，共四穴（图 4 - 1 - 1）。

3. 囟会

当前发际正中直上 2 寸（图 4 - 1 - 1）。

4. 神庭

头正中线，入前发际 0.5 寸（图 4 - 1 - 1）。

5. 太阳

颅顶骨、颧骨、蝶骨及颞骨的交汇之处（图 4 - 1 - 1）。

6. 大椎

背部后正中线，第7颈椎棘突下凹陷处（图4-1-2）。

7. 身柱

背部后正中线，第3胸椎棘突下凹陷中（图4-1-2）。

8. 肾经

小指末节螺纹面或小指掌面稍偏尺侧，由指尖至指根呈一直线（图4-1-3）。

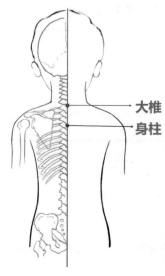

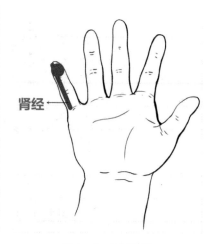

图4-1-2　大椎、身柱　　　　图4-1-3　肾经

（三）具体操作

1. 百会、囟会、神庭

依次采取来回往复的回旋灸（图4-1-4）。

2. 四神聪

此穴共有四个，将四点相连，做环形的回旋灸（图4-1-5）。

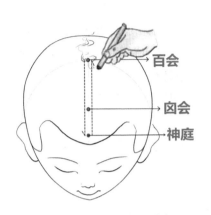

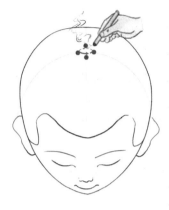

图 4 - 1 - 4　百会等回旋灸　　　　图 4 - 1 - 5　灸四神聪

3. 大椎、身柱、太阳、肾经

采取温和灸，以大椎穴为例（图 4 - 1 - 6）。

二、促进生长发育

中医学认为，小儿的生长发育特点主要表现为两点。第一，生机蓬勃，发育迅速；第二，脏腑娇嫩，形气未充。这些在小儿生长发育过程中病理上表现为发病迅速，易于传变；生理上表现为"三不足、两有余"，即肺常不足、脾常不足、肾常不足、肝常有余、心常有余。中医理论中与促进小儿生长发育密切相关的脏腑主

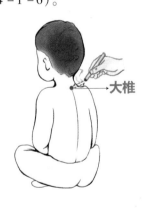

图 4 - 1 - 6　灸大椎

要是肺、脾（胃）、肾。中医学认为，通过调节肺、脾、肾三脏的功能，使肾气升发、脾气运化、肺气宣发，从而促进小儿蓬勃、迅速地生长发育。

艾灸调节和促进小儿生长发育的主要作用原理：

1. 激发人体阳气，使人体正气充沛，益于小儿生长发育。

2. 帮助小儿调理肠胃，理气行滞，健脾和胃，促进胃肠动力及营养物质的消化与吸收，帮助小儿生长发育。

3. 温肾助阳，补脾益肾，实现先天、后天同补之功效，促进小儿生长发育。

艾灸调节和促进小儿生长发育是通过激发阳气、补益肺气、和脾健胃、调节中焦气机、补肾填精、培元固本来实现的。

（一）灸疗取穴

身柱、上脘、中脘、下脘、神阙、脾俞、肾俞、足三里。

（二）定位

1. 身柱

背部后正中线，第3胸椎棘突下凹陷中（图4-2-1）。

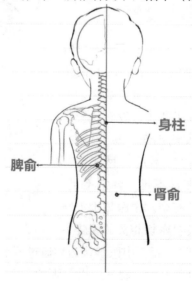

图4-2-1　身柱等

2. 上脘

前正中线，脐上5寸（图4-2-2）。

3. 中脘

前正中线，脐上4寸（图4-2-2）。

4. 下脘

前正中线，脐上2寸（图4-2-2）。

5. 神阙

肚脐中央（图4-2-2）。

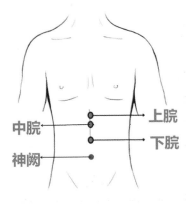

图4-2-2　上脘等

6. 脾俞

第11胸椎棘突下，旁开1.5寸（图4-2-1）。

7. 肾俞

第2腰椎棘突下，旁开1.5寸（图4-2-1）。

8. 足三里

犊鼻下3寸，距胫骨前缘1横指（图4-2-3）。

9. 五经

拇、食、中、无名、小指末节螺纹面，即脾、肝、心、肺、肾经（图4-2-4）。

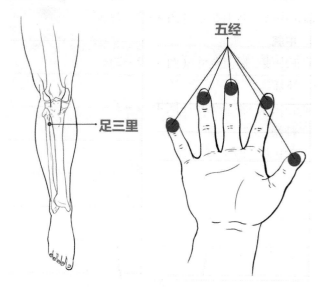

图4-2-3 足三里　　　　图4-2-4 五经

（三）具体操作

1. 上脘、中脘、下脘、神阙

将此四穴位连成一线，采用来回往复的回旋灸法（图4-2-5）。

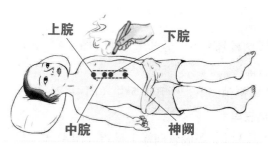

图4-2-5 上脘回旋灸

2. 身柱、脾俞、肾俞、足三里

采取温和灸，以身柱穴为例（图4－2－6）。

3. 五经

将拇、食、中、无名、小指末节螺纹面连成一线，采用来回往复的回旋灸法（图4－2－7）。

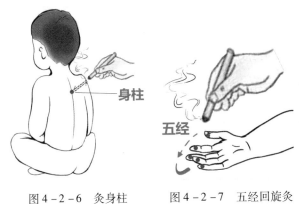

图4－2－6　灸身柱　　　图4－2－7　五经回旋灸

三、增强免疫力

中医学认为，小儿免疫力低下的原因主要有两点。第一，先天正气不足，不能抵御外邪；第二，后天失于调护，外邪直中于内而发病。中医理论认为，与提高小儿免疫力密切相关的脏腑主要是肺、脾、肾三脏。肺气充盛，抗邪于外；调畅气机，使气血津液输布全身；培补后天之本，激发机体正气。

艾灸增强免疫力的主要作用原理：

1. 艾灸小儿的特定穴可以培扶正气，增强机体防病、抗病的能力。

2. 艾灸可使小儿元气充足，调节脏腑功能，增加活力，促进新陈代谢，从而达到"阴平阳秘"的效果，特别对体弱多病、畏寒易感的小儿更有帮助。

3. 艾灸可补气养血，还可疏理气机、升提中气，使得气血调和，增强小儿免疫力。

艾灸增强免疫力的主要作用是调节阴阳、调畅气机、营卫和畅、调和气血、扶正祛邪。

（一）灸疗取穴

悬钟、足三里、身柱、神阙、气海、关元、涌泉、百虫、板门。

（二）定位

1. 悬钟（绝骨）

外踝尖上3寸，腓骨前缘（图4-3-1）。

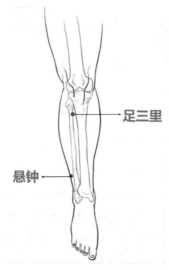

图4-3-1　悬钟、足三里

2. 足三里

犊鼻下3寸，距胫骨前缘1横指（图4-3-1）。

3. 身柱

背部后正中线，第 3 胸椎棘突下凹陷中（图 4 - 3 - 2）。

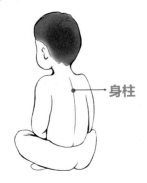

图 4 - 3 - 2　身柱

4. 神阙

肚脐中央（图 4 - 3 - 3）。

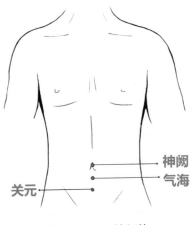

图 4 - 3 - 3　神阙等

5. 气海

前正中线，脐下 1.5 寸（图 4 - 3 - 3）。

6. 关元

前正中线，脐下 3 寸（图 4 - 3 - 3）。

7. 涌泉

足底前三分之一凹陷处（图 4 - 3 - 4）。

8. 百虫（血海）

在膝内侧肌肉丰厚处，当髌骨内上缘 2.5 寸（图 4 - 3 - 5）。

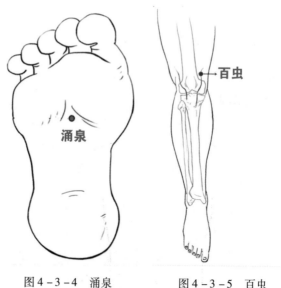

图 4 - 3 - 4　涌泉　　　　　图 4 - 3 - 5　百虫

9. 板门

手掌大鱼际平面（图 4 - 3 - 6）。

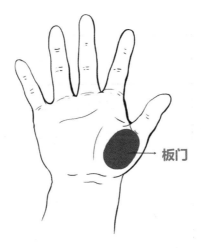

图 4 - 3 - 6　板门

(三) 具体操作

1. 悬钟、足三里、身柱、涌泉、百虫

采取温和灸，以身柱为例（图 4 - 3 -7）。

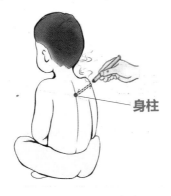

图 4 - 3 -7　灸身柱

2. 神阙、气海、关元

将此三穴连成一线，采取来回往复的回旋灸法（图

4 – 3 –8）。

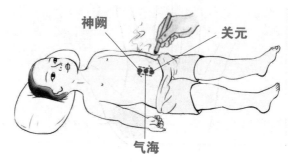

图 4 – 3 – 8　神阙回旋灸

3. 板门

采取回旋灸法（图 4 – 3 –9）。

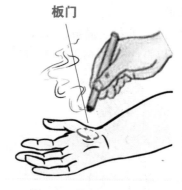

图 4 – 3 – 9　板门回旋灸

第五章 小儿常见病艾灸调护

一、小儿过敏性鼻炎

（一）概念

小儿过敏性鼻炎是一种危及小儿健康的高发疾病，指特异性个体接触变应原后，引起包括眼睛发红、发痒、流泪，以及鼻痒、鼻塞、流清涕等一系列症状的疾病（图5-1-1）。本病起病迅速，症状一般持续数分钟至数十分钟。感染时流脓涕，打喷嚏（通常是突然和剧烈性发作），耳闷，经口呼吸，嗅觉下降或者消失，头晕，头痛，可因揉鼻子出现过敏性敬礼征。

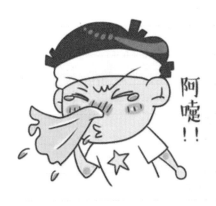

图5-1-1

（二）数说小儿过敏性鼻炎

1. 报道显示，国内 11 个主要城市小儿的发病率高达 30.7%，且有逐年上升的趋势，不同程度地影响了小儿的生活质量。

2. 本病的症状一般只持续 10~20 分钟，一天之中可能间歇性出现。

（三）症解小儿过敏性鼻炎

眼睛发红、发痒及流泪，鼻痒、鼻塞、流清涕，感染时为脓涕，打喷嚏（通常是突然和剧烈性发作），耳闷，经口呼吸，嗅觉下降或者消失，头晕，头痛，可因揉鼻子出现过敏性敬礼征。

（四）分述小儿过敏性鼻炎

过敏性鼻炎的发生与众多因素相关。中医学认为，小儿肺脾不足，风痰内蕴，兼为外邪诱发，病机常寒热夹杂，虚实并见。西医学强调小儿过敏性鼻炎为免疫功能紊乱所致，主要与以下几种因素相关。

1. 遗传因素

家族有遗传过敏史的小儿更容易患病。

2. 环境因素

随着环境污染日益严重，再加上一些过敏原的刺激，比如花粉，劣质床垫、家具里的螨虫，以及室内的粉尘，都有可能诱发小儿过敏性鼻炎。

3. 饮食因素

在饮食中，也存在一些使得鼻黏膜感受到刺激，从而引发鼻炎的食物，比如牛奶、蛋类、鱼虾等。

4. 疾病因素

先天禀赋不足的小儿，往往身体虚弱，过敏原趁虚而入，引发小儿鼻炎。另外，一些抗生素的药品也会间接诱发小儿鼻炎。

（五）灸疗小儿过敏性鼻炎

本病常因小儿脏腑娇嫩，形气未充，肺脾气虚，感受外邪，本虚标实而发病。治宜疏风散寒，宣通鼻窍。

基础处方：二人上马，大椎，迎香，肺俞，脾俞，肾俞。

加减处方：鼻塞严重者加上星；手足不温者加神阙、照海；体虚无力者加足三里。

体位选取：根据所取穴位，操作时小儿取坐位、仰卧位或俯卧位，保持舒适、自然的状态。

1. 灸穴位

（1）灸二人上马：操作者辅助小儿调整姿势，充分暴露手背无名指与小指掌指关节后陷，辅助手拇指和食指呈"八"字形撑开，放置于待灸穴位周围，操作手拇、食、中指持住艾条，其余两指伸直或稍屈，将艾条点燃后置于大椎穴上方，根据小儿耐受情况，调整适宜高度，一起一落，如雀啄食样施灸（称为雀啄灸），分别灸无名指与小指掌指关节后陷，每次施灸3~5分钟，以局部感觉温暖、舒适，出现红晕时为度。具体操作如图5-1-2所示。

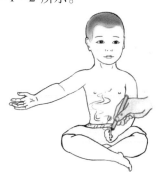

图5-1-2　灸二人上马

（2）灸迎香：操作者辅助小儿仰卧，充分暴露迎香穴，施以雀啄灸，每次施灸 3～5 分钟，以局部感觉温暖、舒适，出现红晕时为度。具体操作如图 5-1-3 所示。

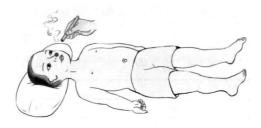

图 5-1-3　灸迎香

（3）灸肺俞：操作者辅助小儿端坐或者俯卧，充分暴露肺俞穴，施以雀啄灸，每次施灸 3～5 分钟，以局部感觉温暖、舒适，出现红晕时为度。具体操作如图 5-1-4 所示。

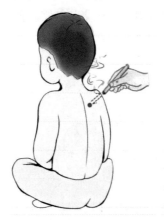

图 5-1-4　灸肺俞

（4）灸肾俞：操作者辅助小儿安静俯卧，充分暴露肾俞穴，施以雀啄灸，每次施灸 3～5 分钟，以局部感觉温暖、舒适，出现红晕时为度。具体操作如图5-1-5所示。

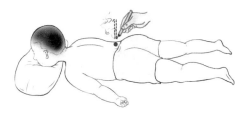

图5-1-5 灸肾俞

（5）灸脾俞：操作者辅助小儿安静俯卧，充分暴露脾俞穴，施以雀啄灸，每次施灸3~5分钟，以局部感觉温暖、舒适，出现红晕时为度。具体操作如图5-1-6所示。

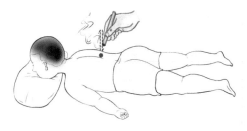

图5-1-6 灸脾俞

2. 灸经络

（1）灸腹部任脉：操作者辅助小儿安静仰卧，充分暴露腹部任脉气海穴至中极穴的经脉线，辅助手拇指和食指呈"八"字形撑开，放置于待灸部位周围，随时感受施灸部位的温度，并做轻柔的按压以辅助治疗，操作手拇、食、中指持住上端燃着的艾条，对准施灸部位上方2~3cm处，沿腹部任脉气海穴至中极穴的经脉线，做匀速直线往返移动的温和灸，每次施灸3~5分钟，以局部感觉温暖、舒适，出现红晕时为度。具体操作如图5-1-7所示。

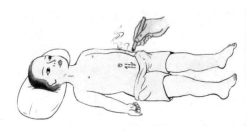

图 5 - 1 - 7　灸腹部任脉

（2）灸背部督脉：操作者辅助小儿安静俯卧，充分暴露背部督脉命门穴到至阳穴的经脉线，沿督脉命门穴到至阳穴经脉线，做匀速移动的温和灸，艾条距皮肤距离不变，仅位置移动，每次施灸 3 ~ 5 分钟，以局部感觉温暖、舒适，出现红晕时为度。具体操作如图 5 - 1 - 8 所示。

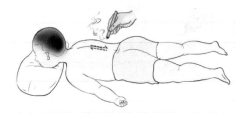

图 5 - 1 - 8　灸背部督脉

3. 灸部位

灸足三里周围：操作者辅助小儿安静端坐或者仰卧，充分暴露足三里周围，辅助手拇指和食指呈"八"字形撑开，放置于待灸部位周围，随时感受施灸部位的温度，并做轻柔的按压以辅助治疗，操作手拇、食、中指持住上端燃着的艾条，对准施灸部位上方 2 ~ 3cm 处，以足三里穴为中心，在周围以此距离作平行圆周往复的回旋灸，每次施灸 5 ~ 8 分钟，以局部感觉温暖、舒适，出现红晕时为度。具体操作如图 5 - 1 - 9

所示。

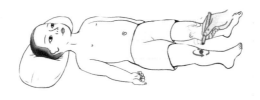

图 5 – 1 – 9　灸足三里周围

此艾灸治疗中，每隔一日中午或者睡前灸 1 次，1 周 1 个疗程。急性病者见效较快，灸至痊愈即可；慢性病者以保健为主，逐渐增强体质，宜连续应用 2 ~ 3 个疗程。

（六）温馨贴士

1. 起居调护

（1）小儿过敏性鼻炎的最根本保健措施是了解引起小儿过敏的物质，即过敏原，并尽量避免。

（2）小儿的过敏症状主要发生在户外时，家长应该尽可能地限制小儿的户外活动，尤其是避免接触一些花草或者腐烂的树叶、柳絮等。外出时可以戴上口罩做防护，或者到过敏原较少的海滨进行活动。

2. 环境调护

（1）注意保暖：即使在炎热的夏季，也不要长时间在空调下。在饮食方面也要注意，平时少食用冰凉食品或寒性食物，如冷饮、冰激凌、可乐、冰凉水果等。

（2）增强体质：过敏性鼻炎患儿平时要注意锻炼身体，可根据患儿自身的体质、年龄、爱好，选择不同的锻炼方法，以增强体质、适应环境。

（3）保持室内清洁：如果家中粉尘过多，建议使用吸尘器打扫，以免扬起的灰尘成为过敏原。鼻过敏者须避开过敏原，如花粉、尘螨、毛毯或动物皮屑等。保持室内清洁无尘以减少过敏原，可利用吸尘器经常打扫卫生。

3. 食疗

（1）苍耳辛夷薄荷饮

材料：苍耳子、辛夷、薄荷各10g，连翘、桔梗各6g，白糖适量。

制作：将以上材料分别洗净放入锅中煮开，加适量白糖即可。

功效：清热解毒，宣通鼻窍。

主治：鼻塞流涕。

来源：于雅婷等《常见病饮食宜忌全书》。

（2）金银花鱼腥草白芷茶

材料：金银花15g，鱼腥草、白芷各10g，辛夷8g，白糖适量。

制作：将上述材料洗净放入锅中煮开，加适量白糖即可。

功效：通窍排脓，清热解表。

主治：鼻炎、鼻窦炎、过敏性鼻炎。

来源：于雅婷等《常见病饮食宜忌全书》。

（3）丝瓜络煲猪瘦肉

材料：丝瓜络30g，猪瘦肉60g，细辛10g，盐4g。

制作：将以上材料放入锅中，大火煮开，然后小火慢炖，加盐调味即可。

功效：清热解毒，消炎通窍。

主治：鼻炎、过敏性鼻炎。

来源：于雅婷等《常见病饮食宜忌全书》。

（4）百合南杏润肺汤

材料：莲子肉 20g，百合 20g，南杏 15g，白木耳 10g，瘦肉 100g，蜜枣 1 枚。

制作：上料同放入锅内，加适量清水，煮沸调味即可。

功效：滋阴润肺，益气健脾。

主治：肺虚脾弱的过敏性鼻炎。

来源：于雅婷等《常见病饮食宜忌全书》。

二、小儿咳嗽

（一）概念

小儿咳嗽是儿科常见的肺系病症，一年四季均可发生，以冬春季节发病率最高（图 5 - 2 - 1）。小儿咳嗽的主要症状是咳和嗽，有声无痰谓之咳，有痰无声谓之嗽，因临床上常两者并见，故统称为咳嗽。任何年龄段的小儿都可发病，以婴幼儿多见，年龄越小越容易发病。一般外感咳嗽经治疗后痊愈较快，但年龄小、身体素弱、咳嗽严重或病程日久者较难痊愈，容易引发变症。

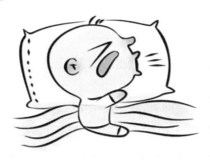

图 5 - 2 - 1

（二）数说小儿咳嗽

研究显示 2 ~ 12 岁小儿咳嗽发病率较高，达 6.59%。

（三）症解小儿咳嗽

可见咳嗽、咳痰，或见咽痛、咽痒等症状。

（四）分述小儿咳嗽

小儿咳嗽多因感受外邪或者脏腑功能失调引起，肺的正常宣发功能受到影响，造成肺气上逆从而引发咳嗽。西医学认为，许多病原微生物如百日咳杆菌、结核杆菌、病毒（特别是呼吸道合胞病毒、副流感病毒、巨细胞病毒）、肺炎支原体、衣原体等引起的呼吸道感染是小儿慢性咳嗽的常见原因。

1. 环境因素

由于季节气候的变化，小儿稚阴稚阳之体，容易受到气候的影响，导致外邪侵入体内。

2. 体质因素

小儿脏腑娇嫩，肺失清肃，或有伏痰，或有风邪，或有火邪外侵导致咳嗽。

（五）灸疗小儿咳嗽

本病常因风寒风热、痰饮、时邪等引起，治疗以解表驱邪、顾护正气为主。

基础处方：肺俞，定喘，风门，尺泽，天突，肺经，内八卦。

加减处方：咳嗽痰多者加丰隆、脾俞；咽喉肿痛者加合谷、列缺；体虚无力者加足三里。

体位选取：根据所取穴位，操作时小儿取坐位或仰卧位或俯卧位，保持舒适、自然的状态。

1. 灸穴位

（1）灸定喘：操作者辅助小儿安静端坐或俯卧，充分暴露定喘穴，辅助手拇指和食指呈"八"字形撑开，放置于定喘穴周围，随时感受施灸部位的温度，并做轻柔的按压以辅助治疗，操作手拇、食、中指持住艾条，其余两指伸直或稍屈，将艾条点燃的一端对准定喘穴上方，根据小儿的耐受情况，调整适宜高度，一起一落，如雀啄食样施灸（称为雀啄灸），每次施灸 3～5 分钟，以局部感觉温暖、舒适，出现红晕时为度。具体操作如图 5-2-2 所示。

（2）灸风门：操作者辅助小儿安静端坐或俯卧，充分暴露风门穴，施以雀啄灸，每次施灸 3～5 分钟，以局部感觉温暖、舒适，出现红晕时为度。具体操作如图 5-2-3 所示。

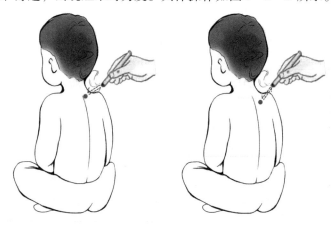

图 5-2-2　灸定喘　　　　　图 5-2-3　灸风门

（3）灸肺俞：操作者辅助小儿安静端坐或俯卧，充分暴露肺俞穴，施以雀啄灸，每次施灸 3～5 分钟，以局部感觉温暖、舒适，出现红晕时为度。具体操作如图 5-2-4 所示。

（4）灸尺泽：操作者辅助小儿安静端坐或俯卧，充分暴露尺泽穴，施以雀啄灸，每次施灸 3～5 分钟，以局部感觉温暖、舒适，出现红晕时为度。具体操作如图 5-2-5 所示。

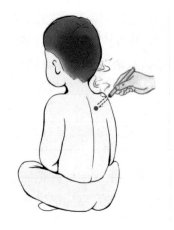 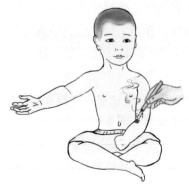

图 5 - 2 - 4 灸肺俞   图 5 - 2 - 5 灸尺泽

（5）灸天突：操作者辅助小儿安静仰卧，充分暴露天突穴，施以雀啄灸，每次施灸 3 ~ 5 分钟，以局部感觉温暖、舒适，出现红晕时为度。具体操作如图 5 - 2 - 6 所示。

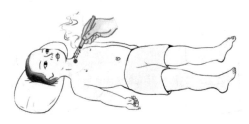

图 5 - 2 - 6 灸天突

2. 灸经络

（1）灸手臂肺经：操作者辅助小儿安静端坐，充分暴露手臂列缺穴到尺泽穴的经脉线；辅助手拇指和食指呈"八"字形撑开，放置于待灸部位，随时感受施灸部位的温度，并做轻柔的按压以辅助治疗，操作手拇、食、中指持住上端燃着的艾条，对准施灸部位上方 2 ~ 3cm 处，沿手臂列缺穴到尺泽穴的经脉线做匀速移动的温和灸，即艾灸条距皮肤距离不变，仅位置移动，每次施灸 3 ~ 5 分钟，以局部感觉温暖、舒适，出现红晕时为度。具体操作如图 5 - 2 - 7 所示。

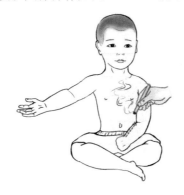

图 5 - 2 - 7　灸手臂肺经

（2）灸背部督脉：操作者辅助小儿安静俯卧，充分暴露背部督脉命门穴到至阳穴的经脉线，并沿督脉命门穴到至阳穴经脉线做匀速移动的温和灸，艾灸条距皮肤距离不变，仅位置移动，每次施灸 3 ~ 5 分钟，以局部感觉温暖、舒适，出现红晕时为度。具体操作如图 5 - 2 - 8 所示。

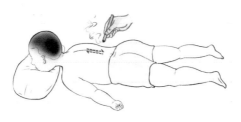

图 5 - 2 - 8　灸背部督脉

3. 灸部位

灸肺俞周围：操作者辅助小儿端坐或者仰卧，充分暴露肺俞穴周围，辅助手拇指和食指呈"八"字形撑开，放置于待灸部位，随时感受施灸部位的温度，并做轻柔的按压以辅助治疗，操作手拇、食、中指持住上端燃着的艾条，对准施灸部位上方2~3cm处，以肺俞穴为中心，在周围以此距离作平行圆周往复的回旋灸，每次施灸5~8分钟，以局部感觉温暖、舒适，出现红晕时为度。具体操作如图5-2-9所示。

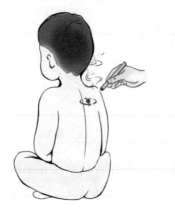

图5-2-9　灸肺俞周围

此艾灸治疗中，每隔一日中午或者睡前灸1次，1周1个疗程。急性病者见效较快，灸至痊愈即可；慢性病者以保健为主，逐渐增强体质，宜连续应用2~3个疗程。

（六）温馨贴士

1. 起居调护

（1）注意休息：保持室内空气清新、流通，室温温度以18~20℃为宜，相对湿度约60%。咳嗽重的小儿可影响睡眠，应保持室内安静，经常变换体位及拍打背部，以促进痰液的排出。

（2）合理饮食：应予易消化、富含营养之食品。婴幼儿不改变原有的喂养方法，咳嗽时应停止喂哺或进食，以防食物呛入气管；年长儿饮食宜清淡，不食辛辣油腻之物，少食生冷、甘甜、过咸之品。

（3）加强锻炼：经常到户外活动，锻炼身体，避免感受风邪，平素可口服益肺合剂或保儿宁冲剂，以增强小儿抵抗力，积极预防感冒，避免与煤气、烟尘等接触，减少不良刺激。

2. 环境调护

（1）空气流通：污浊的空气对呼吸道黏膜会造成不良刺激，可使呼吸道黏膜充血、水肿、分泌异常而加重咳嗽，还可导致反复呼吸道感染。因此，要定时开窗换气，保持室内空气新鲜，厨房油烟要排出，远离空气污染严重的环境，远离二手烟。

（2）湿度适宜：环境过于干燥，空气湿气下降，易使黏膜发干、变脆，小血管可能破裂出血，纤毛运动受限，痰液不易咳出。气候干燥时，可在卧室使用加湿器，或常用湿拖把拖地，或在地上洒些水。

3. 食疗

（1）豆腐葱花汤

原料：豆腐一块，葱两根，花生油和盐适量。

制作：将豆腐用油稍煎后加入清水煮沸，加入调料即可。

功效：清热散寒，利咽止咳。

主治：风寒咳嗽。

来源：李军果等《婴幼儿喂养指南》。

（2）西瓜苏杏饮

原料：西瓜200g，杏仁10g，紫苏子6g，浙贝母10g，甘草6g。

制作：将以上材料一起入锅，水煎，去渣取汁，加入西瓜汁、蜂蜜即可。

功效：清热化痰，润肺止咳。

主治：小儿痰多喘咳。

来源：汪碧涛等《常见病药膳食疗》。

（3）葱豉三子饮

材料：葱白 12g，淡豆豉 15g，紫苏子 10g，葶苈子 10g，莱菔子 15g，红糖 30g。

制作：将上述材料放入锅中煮沸后，再煮 10 分钟，去渣取汁，加入红糖即可。

功效：降气平喘。

主治：小儿内有痰饮，外感风寒的咳嗽。

来源：汪碧涛等《常见病药膳食疗》。

（4）姜豉苏糖饮

原料：淡豆豉 15g，生姜 10g，紫苏 6g，杏仁 10g，饴糖 30g。

制作：药物煎水去渣取汁，加入饴糖融化即可。

功效：宣肺散寒。

主治：小儿风寒咳嗽。

来源：汪碧涛等《常见病药膳食疗》。

三、小儿感冒

（一）概念

小儿感冒是一种常见的外感疾病，通常是感受外邪引起的，所以又叫"伤风"（图 5 - 3 - 1）。本病一年四季均可发生，以换季时气候骤变发病率最高，尤其是冬春季节。临床常见发热、鼻塞、流涕、打喷嚏、咳嗽等症状。任何年龄段的小儿均可发病，但以婴幼儿更为常见。因小儿身体发育尚未成熟，感冒的特点也与成人有所不同，小儿脏腑娇嫩，脾常不足，神气怯弱，感邪之后容易出现痰多、积滞等表现，此病对小儿的身心健康均有影响，变症可引起多种疾病，治法应以解表散寒或者清热为主。

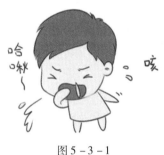

图 5 – 3 – 1

（二）数说小儿感冒

1. 本病 90% 以上由病毒引起，以恶寒、发热、喷嚏、咳嗽、鼻塞、流涕等症状为主，艾灸能增强小儿免疫力，有效降低感染率。

2. 相关文献指出，0 ~ 1 岁患儿占总数 31.30% ，1 ~ 3 岁占 31.59% 。

3. 小儿免疫球蛋白水平较低，1 岁以后逐渐增加，但水平仍较低，至 12 岁才可达到成人水平。

（三）症解小儿感冒

1. 以发热、鼻塞、流涕、打喷嚏、咳嗽、全身酸软、无食欲为主要症状。

2. 若气机不利，津液不得输布，内生痰液易产生喉间痰鸣。

3. 若脾运失司，稍有饮食不节即可导致乳食积滞，阻滞中焦，出现脘腹胀满伴恶心、呕吐等症状。

小儿时期脏腑娇嫩，形气怯弱，易于感触外邪，六淫邪气从口鼻而入，影响了肺气宣降及肺的卫外功能。中医学认为，小儿感冒常因风寒、风热、暑湿、时邪而发病。西医学认为，各种病毒和细菌均可引起感冒，但90%以上为病毒，主要有鼻病毒、呼吸道合胞病毒、流感病毒、副流感病毒、腺病毒等。病毒感染后可继发细菌感染，常见的有溶血性链球菌、肺炎链球菌、流感嗜血杆菌、肺炎支原体等。综上所述，小儿感冒由以下因素导致：

1. 感受寒气

冬春季节天气转凉，没有及时添加衣物导致小儿感冒。

2. 病毒的侵染

大多数的婴儿上呼吸道感染都是由病毒引起的，年龄较小的小儿，鼻腔局部没有鼻毛，呼吸道功能发育不完善，鼻黏膜也很柔滑，导致黏膜腺渗出不足，不能抵挡病毒的侵入。

3. 营养不良

母乳喂养不足、没有及时添加辅食、进食种类单一、食物种类搭配不均衡等均可导致小儿营养不良，从而致使小儿机体免疫力低下。在同样的环境中，这些免疫力低的小儿更易患上感冒。

4. 环境因素

长期处在污染严重的环境之中，如雾霾严重、被动吸烟等都可导致小儿呼吸道屏障受损，进而病原体滋生。

（四）灸疗小儿感冒

本病常因风寒、风热、暑湿、时邪等引起，治疗当以解表祛邪、固护正气为主。

基础处方：外劳宫，曲池，风门，肺俞，神阙，肺经。

加减处方：鼻塞严重者加迎香、上星；咳嗽严重者加天突、定喘；体虚无力者加足三里。

体位选取：根据所取穴位，操作时小儿取坐位或仰卧位或俯卧位，使小儿舒适、自然。

1. 灸穴位

（1）灸外劳宫：操作者辅助小儿安静端坐，充分暴露外劳宫穴，辅助手拇指和食指呈"八"字形撑开，放置于外劳宫穴周围，随时感受施灸部位的温度，并做轻柔的按压以辅助治疗，操作手拇、食、中指持住艾条，其余两指伸直或稍屈，将艾条点燃的一端对准外劳宫上方，根据患儿耐受情况，调整适宜高度，一起一落，如雀啄食样施灸（称为雀啄灸），每次施灸 3~5 分钟，以局部感觉温暖、舒适，出现红晕时为度。具体操作如图 5-3-2 所示。

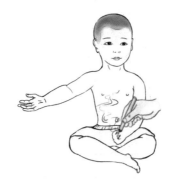

图 5-3-2　灸外劳宫

（2）灸曲池：操作者辅助小儿安静端坐，充分暴露曲池穴，施以雀啄灸，每次施灸 3~5 分钟，以局部感觉温暖、舒适，出现红晕时为度。具体操作如图 5-3-3 所示。

（3）灸风门：操作者辅助小儿安静端坐，充分暴露风门

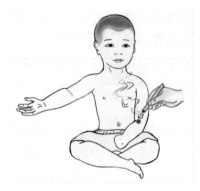

图5-3-3 灸曲池

穴，施以雀啄灸，每次施灸3~5分钟，以局部感觉温暖、舒适，出现红晕时为度。具体操作如图5-3-4所示。

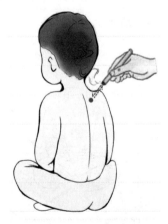

图5-3-4 灸风门

（4）灸肺俞：操作者辅助小儿安静端坐，充分暴露肺俞穴，施以雀啄灸，每次施灸3~5分钟，以局部感觉温暖、舒适，出现红晕时为度。具体操作如图5-3-5所示。

（5）灸神阙：操作者辅助小儿安静仰卧，充分暴露神阙

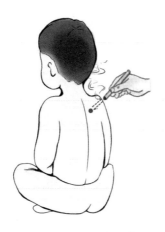

图 5 - 3 - 5　灸肺俞

穴，施以雀啄灸，每次施灸 3 ~ 5 分钟，以局部感觉温暖、舒适，出现红晕时为度。具体操作如图 5 - 3 - 6 所示。

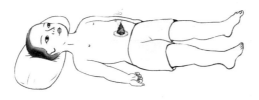

图 5 - 3 - 6　灸神阙

2. 灸经络

（1）灸肺经：操作者辅助小儿安静端坐或俯卧，充分暴露无名指末节螺纹面或无名指掌面，辅助手拇指和食指呈"八"字形撑开，放置于待灸部位，随时感受施灸部位的温度，并做轻柔的按压以辅助治疗，操作手拇、食、中指持住上端燃着的艾条，对准施灸部位上方 2 ~ 3cm 处，在无名指末节螺纹面或无名指掌面，沿无名指指尖至指根呈一直线，做匀速直线往返移动的施灸，每次施灸 3 ~ 5 分钟，以局部感觉温暖、舒适，出现红晕时为度。具体操作如图 5 - 3 - 7 所示。

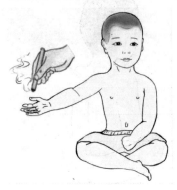

图 5 - 3 - 7　灸肺经

（2）灸背部膀胱经：操作者辅助小儿安静端坐或俯卧，充分暴露背部大椎穴至胃俞穴的经脉线，辅助手拇指和食指呈"八"字形撑开，放置于待灸部位，随时感受施灸部位的温度，并做轻柔的按压以辅助治疗，操作手拇、食、中指持住上端燃着的艾条，对准施灸部位上方 2～3cm 处，沿背部大椎穴至胃俞穴的经脉线，做匀速直线往返移动的施灸，每次施灸 3～5分钟，以局部感觉温暖、舒适，出现红晕时为度。具体操作如图 5 - 3 - 8 所示。

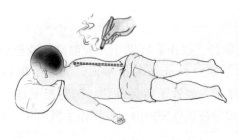

图 5 - 3 - 8　灸背部膀胱经

（3）灸背部督脉：操作者辅助小儿安静端坐或俯卧，充分暴露背部督脉命门穴到至阳穴的经脉线，沿背部命门穴到至阳穴的经脉线，做匀速直线往返移动的温和灸，使艾灸条距皮肤距离不变，仅位置移动，每次施灸 3～5 分钟，以局部感觉温暖、舒适，出现红晕时为度。具体操作如图 5－3－9 所示。

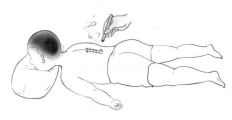

图 5－3－9　灸背部督脉

3. 灸部位

灸肺俞周围：操作者辅助小儿安静俯卧，充分暴露肺俞穴周围，辅助手拇指和食指呈"八"字形撑开，放置于待灸部位，随时感受施灸部位的温度，并做轻柔的按压以辅助治疗，操作手拇、食、中指持住上端燃着的艾条，对准施灸部位上方 2～3cm 处，以肺俞穴为中心，在周围以此距离做平行圆周往复的回旋灸，每次施灸 5～8 分钟，以局部感觉温暖、舒适，出现红晕时为度。具体操作如图 5－3－10 所示。

此艾灸治疗中，每隔一日中午或者睡前灸 1 次，1 周 1 个疗程。急性病者见效较快，灸至痊愈即可；慢性病者以保健为主，逐渐增强体质，宜连续应用 2～3 个疗程。

（六）温馨贴士

1. 疾病鉴别

与急性传染病早期相鉴别：小儿多种急性传染病的早期也有类似感冒的症状，如麻疹、百日咳、幼儿急疹、流行性脑脊

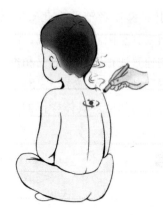

图 5 - 3 - 10　灸肺俞周围

髓膜炎等，应根据流行病学史、临床表现和病情演变加以鉴别。

2. 起居调护

（1）首先保证小儿有充足的睡眠时间，要让小儿休息好才能恢复好。

（2）多喝温热水，多吃水果蔬菜，补充维生素 C；喂奶的小儿应暂时减少哺乳次数，以免发生吐泻等消化不良的症状。

（3）注意小儿的保暖，在家尽量少吹空调，出门的时候多带一件衣服，以免伤风导致感冒加重。

（4）照顾发热的小儿，可将小儿身上的衣物解开，用温水（37℃）毛巾在全身上下搓揉，使皮肤的血管扩张，将热气散出，另外水汽由体表蒸发时，也会吸收体热。

3. 环境调护

（1）要保持室内空气流通，透气、新鲜的空气环境利于感冒病毒散去和小儿康复。

（2）增加户外活动，加强身体锻炼，提高小儿身体免疫力，以增强体质。

4. 食疗

（1）姜丝萝卜汤

材料：生姜25g，萝卜50g，红糖适量。

制作：将方中各药草放入砂锅中，用非开水浸泡10分钟，再加热煮沸，滤去残渣即可。

功效：疏风散寒，健脾暖胃。

主治：小儿感冒兼消化不良、呕吐。

来源：汪碧涛等《常药膳食疗》。

（2）葱豉汤

材料：葱白5根，淡豆豉10g。

制作：将淡豆豉置砂锅中，加清水适量，以文火煎煮5分钟，加调料即可。

功效：疏风清热，消食和胃，润燥生津。

主治：小儿风热感冒。

来源：汪碧涛等《常药膳食疗》。

（3）金银花饮

材料：金银花30g，山楂10g，蜂蜜50g。

制作：水煎开后再熬15分钟，滤去残渣，加蜂蜜即可服用。

功效：祛风散寒，化湿和胃，消食去积。

主治：小儿风寒感冒夹食滞。

来源：汪碧涛等《常药膳食疗》。

（4）黄芪姜枣汤

材料：黄芪15g，大枣10g，生姜3片。

制作：原料加清水煎煮15分钟，滤去残渣，加红糖即可。

功效：益气散寒，宣肺解表。

主治：小儿风寒感冒。

来源：汪碧涛等《常药膳食疗》。

四、小儿哮喘

(一) 概念

小儿哮喘是小儿时期常见的肺系疾病，是一种反复发作的哮鸣气喘疾病（图 5 - 4 - 1）。哮指声响言，喘指气息言，哮必兼喘，故统称为哮喘。临床发作时喘促气急，喉间有痰涎，咳嗽，胸闷，喘息，呼气延长并伴有呼吸困难，甚者张口抬肩，口唇青紫。一年四季均可发病，但其发病率以冬春两季为高，古谓："哮作四时寒为首。"大多数小儿因感冒不愈引起，也有因接触异物而诱发本病。

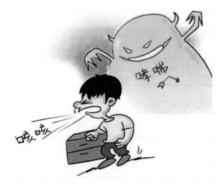

图 5 - 4 - 1

(二) 数说小儿哮喘

任何年龄均可发病，多见于 1 ~ 6 岁的小儿。

(三) 症解小儿哮喘

1. 可有家族及个人过敏史，如婴儿湿疹、过敏性鼻炎等。

2. 发作前有喷嚏、咳呛、眼痒等先兆症状；发作时喉间哮鸣，呼吸困难，咳痰不爽，甚则不能平卧。

（四）分述小儿哮喘

中医学认为哮喘是由感受外邪，或因伏痰宿根复加外感、饮食等因素诱发，以喉间痰鸣有声、呼吸困难为主要临床表现的疾病，与肺、脾、肾三脏不足有密切关系；西医学主要从神经免疫体质学说讨论。哮喘的发生可能与以下因素有关：

1. 遗传因素

本病多为多基因遗传性疾病，约20%的人有家族史。

2. 免疫缺陷

多数患儿有免疫性遗传缺陷，如 IgG 亚类缺陷病，补体活性低下等，并有婴儿湿疹、过敏性鼻炎和食物药物过敏史。小儿哮喘发生的机制可能是 T 淋巴细胞、肥大细胞及嗜酸性粒细胞诱导的一系列免疫反应。

3. 环境因素

环境污染、香烟暴露、过敏原吸入、接触过敏食物等都容易诱发本病。

（五）灸疗小儿哮喘

本病常因肺、脾、肾三脏不足等引起，治疗以祛痰益肺、化痰平喘为主。

基础处方：定喘，膻中，足三里，肾俞，肺俞，小横纹。

加减处方：哮喘兼寒邪阻肺者加风门；痰多发热者加大椎；体虚不欲进食者加脾俞。

体位选取：根据所取穴位，操作时小儿取坐位或仰卧位或俯卧位，保持舒适、自然的状态。

1. 灸穴位

（1）灸定喘：操作者辅助小儿端坐或者俯卧，充分暴露定喘穴，辅助手拇指和食指呈"八"字形撑开，放置于定喘穴周围，随时感受施灸部位的温度，并做轻柔的按压以辅助治疗，操作手拇、食、中指持住艾条，其余两指伸直或稍屈，将艾条点燃的一端对准定喘穴上方，根据小儿的耐受情况，调整适宜的高度，一起一落，如雀啄食样施灸（称为雀啄灸），每次施灸3~5分钟，以局部感觉温暖、舒适，出现红晕时为度。具体操作如图5-4-2所示。

（2）灸肺俞：操作者辅助小儿安静端坐或俯卧，充分暴露肺俞穴，施以雀啄灸，每次施灸3~5分钟，以局部感觉温暖、舒适，出现红晕时为度。具体操作如图5-4-3所示。

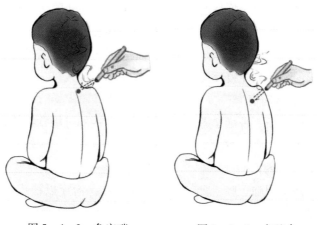

图5-4-2　灸定喘　　　　　图5-4-3　灸肺俞

（3）灸肾俞：操作者辅助小儿安静俯卧，充分暴露肾俞穴，施以雀啄灸，每次施灸3~5分钟，以局部感觉温暖、舒适，出现红晕时为度。具体操作如图5-4-4所示。

（4）灸膻中：操作者辅助小儿端坐或仰卧，充分暴露膻中穴，施以雀啄灸，每次施灸3~5分钟，以局部感觉温暖、舒适，出现红晕时为度。具体操作如图5-4-5所示。

（5）灸足三里：操作者辅助小儿端坐或者仰卧，充分暴

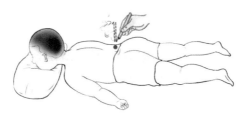

图5-4-4 灸肾俞

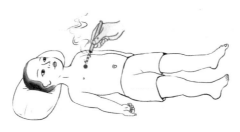

图5-4-5 灸膻中

露足三里穴，施以雀啄灸，每次施灸3~5分钟，以局部感觉温暖、舒适，出现红晕时为度。具体操作如图5-4-6所示。

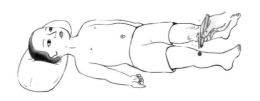

图5-4-6 灸足三里

2. 灸经络

（1）灸腹部任脉：操作者辅助小儿安静仰卧，充分暴露腹部任脉气海穴至中极穴的经脉线，辅助手拇指和食指呈"八"字形撑开，放置于待灸部位，随时感受施灸部位的温度，并做轻柔的按压以辅助治疗，操作手拇、食、中指持住上端燃着的艾条，对准施灸部位上方 2~3cm 处，沿腹部任脉气海穴至中极穴的经脉线，做匀速移动的温和灸，即艾灸条距皮肤距离不变，仅位置移动，每次施灸 3~5 分钟，以局部感觉温暖、舒适，出现红晕时为度。具体操作如图 5-4-7 所示。

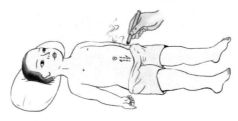

图 5-4-7　灸腹部任脉

（2）灸背部督脉：操作者辅助小儿安静俯卧，充分暴露背部督脉命门穴到至阳穴的经脉线，沿督脉命门穴到至阳穴的经脉线，做匀速移动的温和灸，即艾灸条距皮肤的距离不变，仅位置移动，每次施灸 3~5 分钟，以局部感觉温暖、舒适，出现红晕时为度。具体操作如图 5-4-8 所示。

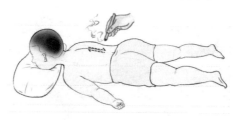

图 5-4-8　灸背部督脉

3. 灸部位

灸小横纹：操作者辅助小儿稍前倾并充分暴露掌面食、中、无名、小指掌指关节横纹处，辅助手拇指和食指呈"八"

字形撑开，放置于待灸部位，随时感受施灸部位的温度，并做轻柔的按压以辅助治疗，操作手拇、食、中指持住上端燃着的艾条，对准施灸部位上方 2～3cm 处，以食、中、无名、小指掌指关节横纹所在圆周，施以回旋灸，每次施灸 5～8 分钟，以局部感觉温暖、舒适，出现红晕时为度。具体操作如图 5 - 4 -9 所示。

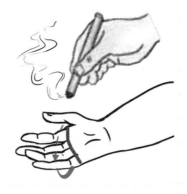

图 5 - 4 - 9　灸小横纹

此艾灸治疗中，每隔一日中午或者睡前灸一次，1 周 1 个疗程。急性病者见效较快，灸至痊愈即可；慢性病者以保健为主，逐渐增强体质，宜连续应用 2～3 个疗程。

（六）温馨贴士

1. 起居调护

（1）受寒和感冒是引起哮喘发作的重要原因，故春冬寒冷季节应做好保暖御寒的工作，而夏暑季节则应避免空调风及风扇直吹，并适时增减衣物。

（2）避免接触过敏原和刺激因素，空气中花粉、粉尘、螨虫，着装中的人造纤维、皮毛，家中的猫狗皮屑等均是导致哮喘急性发作的主要原因，故应积极避免，或于好发季节前脱敏治疗。

（3）注重哮喘小儿的情志调护，避免过度悲伤惊恐，防止外界刺激的损伤，做好心理疏导，让小儿保持良好的精神状态，增强战胜疾病的信心，积极配合治疗，让疾病早日康复。

（4）坚持锻炼，增强体质。体育锻炼可改善心肺功能，增强体质。哮喘小儿在应用药物的同时，可进行适当的体育运动，如游泳、间歇性运动、呼吸训练、医疗步行等，以加强治疗效果。特别鼓励哮喘小儿进行室外运动，经常接触大自然，接受风吹、日晒，逐渐适应气候和环境的变化，可避免或减少因受凉而发生感冒的机会。

2. 环境调护

（1）居室温度适宜，空气清新。室内的刺激物如烟草、家用喷雾剂、油漆等，应尽量避免让小儿接触。春秋季，避免去花草丛中。

（2）家里避免使用地毯，避免栽种花朵，不饲养宠物；不玩毛绒玩具，减少接触化学性物质。

3. 食疗

（1）苏杏地龙粥

材料：紫苏子6g，杏仁10g，甘草6g，地龙10g，粳米50g。

制作：紫苏子、杏仁、甘草水煎取汁。加入地龙、粳米和适量的水煮熟即成。

功效：温肺散寒定喘。

主治：风寒咳喘。

来源：汪碧涛等《常见病药膳食疗》。

（2）苏果粥

材料：紫苏子 6g，白果 10g，红糖 20g，粳米 50g。

制作：紫苏子水煎取汁后加入白果、粳米，煮熟即可。

功效：敛肺定喘。

主治：小儿风寒咳喘。

来源：汪碧涛等《常见病药膳食疗》。

（3）青果绿茶

材料：青果 2 枚，绿茶 2g，冰糖 10g。

制作：青果打碎和绿茶冰糖一起用沸水冲泡。

功效：清热化痰平喘。

主治：肺热咳喘。

来源：汪碧涛等《常见病药膳食疗》。

（4）人参红糖汤

材料：生晒参 6g，陈皮 10g，紫苏子 10g，红糖 50g。

制作：以上药材水煎，去渣取汁，加红糖熬化。

功效：健脾益肺，补气定喘。

主治：肺虚咳喘。

来源：汪碧涛等《常见病药膳食疗》。

五、小儿发热

（一）概念

小儿发热是以身体温度高于正常温度为主要表现的一种儿科常见证候（图 5 - 5 - 1）。常因外感六淫之邪、时行疫毒之气及饮食不节，导致营卫功能失常，气机紊乱，表现出身体温度上升的症状。小儿发热多见于天气骤变，气候冷暖失常之时，六淫之气趁虚而入，或感时疫毒，或相互感染而出现。此外，小儿"脾常不足"，如果饮食不节制，凉热不注重，以致损及脾胃，湿邪瘀滞日久亦可引起发热。小儿发热既可为某种疾病的临床反应，又可继发于其他急症，也是机体抵抗疾病的防御功能之一。

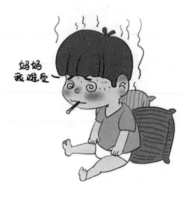

图 5 – 5 – 1

（二）数说小儿发热

1. 正常小儿腋下体温为 36 ~ 37℃。

2. 体温可因多种因素出现一定范围内的波动（0.5 ~ 1℃）。

3. 正常小儿体温存在个体差异，清晨 2 ~ 6 时稍低，下午 5 ~ 7 时稍高。通常临床上把 37.4 ~ 38℃ 视为低热，38 ~ 39℃ 为中度发热，39 ~ 40℃ 为高热，超过 41℃ 为超高热。

（三）症解小儿发热

临床表现为精神状态差，面色及皮肤潮红，身热，恶寒，鼻塞，流涕，喷嚏等症状，或见烦躁不安，口渴喜冷饮，食欲减退，小便短赤，大便秘结，面色红赤，舌苔黄，脉数。可伴有倦怠、呕吐、腹泻、高热惊厥等症状。

（四）分述小儿发热

中医学认为小儿发热常因感受风寒、风热，肺胃实热而发病。小儿脏腑娇嫩，为稚阴稚阳之体，易感受外邪发病，且病势急骤，容易发生变症。西医学将小儿发热分为感染性发热和非感染性发热。常见的感染性发热有呼吸系统感染，包括病毒、细菌、支原体感染和其他系统感染等；非感染性发热包括风湿热、组织坏死、体温调节中枢疾病等。

1. 环境因素

早晚温差大，气候变化没有规律，季节交替的时候，由于小儿自身发育不完善，更容易感邪发病。

2. 体质因素

先天禀赋不足的小儿，因饮食不节容易诱发食积热，也更容易受环境影响而发病。

3. 感染因素

感染是最常见的发热原因，病原体及其代谢产物均可作为发热激活物；而体内形成的抗原抗体复合物对产内生致热原细胞有明确的激活作用。

4. 其他疾病

多数疾病伴有发热表现，如肺结核、肺炎、肠胃炎等。由于小儿神经系统尚未发育完全，体温调节能力较差，因此一旦发热则可能出现高热现象。

（五）灸疗小儿发热

本病常因外感风寒风热，肺胃实热等引起，治疗以解表清热为主。

基础处方：肺俞、足三里、大椎、曲池、神阙、天河水、六腑。

加减处方：汗出不畅者加孔最；盗汗者加胃脘下俞；体虚无力者加气海。

体位选取：根据所取穴位，操作时小儿取坐位或仰卧位或俯卧位，保持舒适、自然的状态。

1. 灸穴位

（1）灸肺俞：操作者辅助小儿安静端坐或俯卧，充分暴露肺俞穴，辅助手拇指和食指呈"八"字形撑开，放置于肺俞穴周围，随时感受施灸部位的温度，并做轻柔的按压以辅助治疗，操作手拇、食、中指持住艾条，其余两指伸直或稍屈，将艾条点燃的一端对准肺俞穴上方，调整适宜的高度，一起一落，如雀啄食样施灸（称为雀啄灸），每次施灸 3 ~ 5 分钟，以局部感觉温暖、舒适，出现红晕时为度。具体操作如图 5 - 5 - 2 所示。

（2）灸曲池：操作者辅助小儿充分暴露曲池穴，施以雀啄灸，每次施灸 3 ~ 5 分钟，以局部感觉温暖、舒适，出现红晕时为度。具体操作如图 5 - 5 - 3 所示。

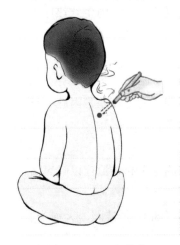

图 5 - 5 - 2　灸肺俞

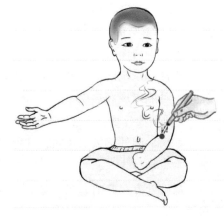

图 5 - 5 - 3　灸曲池

（3）灸足三里：操作者辅助小儿安静端坐或者仰卧，充分暴露足三里穴，施以雀啄灸，每次施灸 3 ~ 5 分钟，以局部感觉温暖、舒适，出现红晕时为度。具体操作如图 5 - 5 - 4 所示。

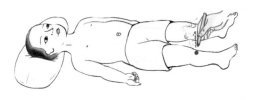

图 5 - 5 - 4　灸足三里

（4）灸神阙：操作者辅助小儿安静平躺，充分暴露神阙穴，施以雀啄灸，每次施灸 3 ~ 5 分钟，以局部感觉温暖、舒适，出现红晕时为度。具体操作如图 5 - 5 - 5 所示。

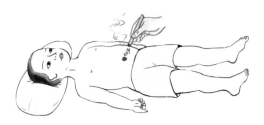

图 5 - 5 - 5　灸神阙

2. 灸经络

（1）灸天河水：操作者辅助小儿安静端坐或仰卧，充分暴露前臂正中自总筋至洪池处，辅助手拇指和食指呈"八"字形撑开，放置于待灸部位，随时感受施灸部位的温度，并做轻柔的按压以辅助治疗，操作手拇、食、中指持住上端燃着的艾条，对准施灸部位上方 2 ~ 3cm 处，沿前臂正中，自总筋至洪池呈一直线，做匀速移动的温和灸，艾灸条距皮肤距离不变，仅位置移动，每次施灸 3 ~ 5 分钟，以局部感觉温暖、舒适，出现红晕时为度。具体操作如图 5 – 5 – 6 所示。

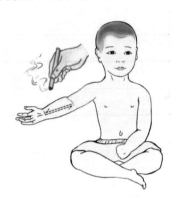

图 5 – 5 – 6　灸天河水

（2）灸六腑：操作者辅助小儿安静端坐或仰卧，充分暴露前臂尺侧，沿阴池至肘呈一直线，做匀速直线移动的温和灸，使艾灸条距皮肤距离不变，仅位置移动，每次施灸 3 ~ 5 分钟，以局部感觉温暖、舒适，出现红晕时为度。具体操作如图 5 – 5 – 7所示。

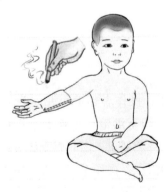

图 5 – 5 – 7　灸六腑

3. 灸部位

灸大椎周围：操作者辅助小儿安静端坐或俯卧，充分暴露大椎穴周围，辅助手拇指和食指呈"八"字形撑开，放置于待灸部位，随时感受施灸部位的温度，并做轻柔的按压以辅助治疗，操作手拇、食、中指持住上端燃着的艾条，对准施灸部位上方 2~3cm 处，以大椎穴为中心，在周围以此距离做平行圆周往复的回旋灸，每次施灸 5~8 分钟，以局部感觉温暖、舒适，出现红晕时为度。具体操作如图 5-5-8 所示。

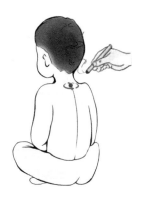

图 5-5-8　灸大椎周围

此艾灸治疗中，每隔一日中午或者睡前灸 1 次，1 周 1 个疗程。急性病者见效较快，灸至痊愈即可；慢性病者以保健为主，逐渐增强体质，宜连续应用 2~3 个疗程。

（六）温馨贴士

1. 疾病鉴别

普通小儿发热与因病所致小儿发热之鉴别，需明确主症与兼症之别。普通小儿发热病理表现仅以发热为主，其症状表现及病机较为单纯；而因病所致之小儿发热的表现是以该病的特征性主症为主，兼见发热，其症状表现及病机相对复杂。常见的以小儿发热作为兼症的疾病有疳积、麻疹、痘疮、惊风等。另外，痞满、积聚等能导致人体气血积滞的疾病，也能导致发热。小儿生长过程中出现的变蒸发热属于小儿生理性发热。

2. 起居调护

（1）小儿由于生长发育快，各个器官的功能及皮肤黏膜屏障功能发育不成熟，6个月以后的婴幼儿及人工喂养的婴幼儿，由于缺乏母体的IgG抗体，极易感染而引起发热，当小儿发热的体温低于38.5℃时，常常采取物理降温（如冰袋）即可，而体温高于38.5℃时，则多考虑应用退热药物。

（2）饮食调节：多喝白开水及新鲜的果汁、豆浆，多吃营养丰富的蔬菜，如芹菜、南瓜、豆芽、西瓜、西红柿等，以补充维生素。也可给予新鲜的稀粥，避免油腻生硬及难以消化的食物。

3. 环境调护

（1）不要穿过厚的衣服和盖过厚的被子。

（2）保持室内空气流通，卧床休息，调整适宜的温湿度（一般室温25℃，湿度60%）。在此期间，多观察小儿的精神状态及进食状况，如果持续良好的状态，可以不需要到医院就诊治疗，一般都能自行缓解。

4. 食疗

（1）豆腐冬瓜汤

材料：豆腐200g，冬瓜200g，盐适量。

制作：煮汤晾凉后作为饮用水喂给宝宝。

功效：清热生津，止渴润燥。

主治：外感风寒的小儿发热。

来源：周忠蜀等《小儿发烧妈妈怎么办》。

（2）绿豆汤

材料：绿豆100g。

制作：把绿豆提前洗净，用清水泡一段时间。先用大火烧开，然后调成小火慢慢煮，直到绿豆被煮开花。晾凉后取汤汁喂给宝宝。

功效：清热止咳。

主治：外感风热的小儿发热。

来源：周忠蜀等《小儿发烧妈妈怎么办》。

（3）太子参莲子羹

材料：菠萝 150g，莲子 300g，太子参 10g，冰糖淀粉适量。

制作：以上材料洗净切片，放入碗中蒸 20 分钟。

功效：清热宁心。

主治：小儿肺胃发热。

来源：周忠蜀等《小儿发烧妈妈怎么办》。

（4）西瓜橙子汁

材料：橙子 100g，西瓜 200g，蜂蜜适量，红糖冰块少许。

制作：将橙子和西瓜肉分别榨汁，然后加蜂蜜搅拌均匀即可。

功效：清热、养阴、生津。

主治：夏热烦渴。

来源：周忠蜀等《小儿发烧妈妈怎么办》。

六、小儿食积

（一）概念

小儿食积又称积滞，包含西医学厌食、功能性消化不良等疾病，属于儿童的常见病之一（图 5-6-1）。多因乳食喂养不当，停滞中脘，食积不化，脾胃失调所致。症见小儿不思乳食，食而不化，脘腹胀满，嗳腐呕吐，大便溏薄或秘结酸臭。

本病可单独出现，也可夹杂在其他疾病中发生。各个年龄段均可发病，但以婴幼儿多见。本病一般预后良好，及时治疗多能治愈，但若迁延失治，可进一步发展为营养不良，影响生长发育而转化为疳证。

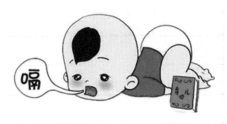

图 5 – 6 – 1

（二）数说小儿食积

1. 本病一年四季均可发生。

2. 小儿食积症以 1~6 岁的小儿多见，发病率为 12% ~34%。

（三）症解小儿食积

不思乳食，食而不化，脘腹胀满，嗳气酸腐，大便溏薄或秘结，气味酸臭，可伴有烦躁不安或夜间哭闹，呕吐等症状。

（四）分述小儿食积

中医学认为，小儿食积多由乳食内积或脾虚夹积等，导致气滞不行，从而出现不思乳食、食而不化、腹部胀满、大便不调、夜卧不安等症状。相当于西医学的慢性营养缺乏症。可由几种因素引起。

1. 小儿脏腑娇嫩，脾常不足，乳食不节，易引起食积。

2. 饮食结构和比例不合理，常食肥甘厚味，或添加的辅食过于滋腻。

3. 先天禀赋不足，脾胃功能低下，受纳运化失常。

4. 忧思伤脾，气机郁结阻滞，脾运化无力，胃纳腐失职，故思则气结，纳差。

（五）灸疗小儿食积

本病常因脾胃虚弱、运化能力低下、乳食积滞等引起，治疗以调护脾胃、消积除滞为主。

基础处方：螺蛳骨，肚角，神阙，中脘，气海，板门，外八卦。

加减处方：脾胃虚弱者加脾俞、胃俞、四缝；腹胀满者加胃脘下俞；大便溏薄者加三阴交。

体位选取：根据所取穴位，操作时小儿取仰卧位或坐位，保持舒适、自然的状态。

1. 灸穴位

（1）灸螺蛳骨：操作者辅助小儿取坐位，充分暴露螺蛳骨穴，辅助手拇指和食指呈"八"字形撑开，放置于螺蛳骨穴周围，随时感受施灸部位的温度，并做轻柔的按压以辅助治疗，操作手拇、食、中指持住艾条，其余两指伸直或稍屈，将艾条点燃的一端对准螺蛳骨穴上方，根据患儿耐受情况，调整适宜高度，一起一落，

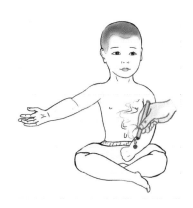

图 5 - 6 - 2　灸螺蛳骨

如雀啄食样施灸（称为雀啄灸），每次施灸 1 ~ 3 分钟，以局部感觉温暖、舒适、出现红晕时为度。具体操作如图 5 - 6 - 2 所示。

（2）灸肚角：操作者辅助小儿取仰卧位，充分暴露肚角穴，施以雀啄灸，每次施灸 3 ~ 5 分钟，以局部感觉温暖、舒

适，出现红晕时为度。具体操作如图 5 - 6 - 3 所示。

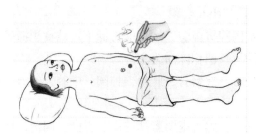

图 5 - 6 - 3　灸肚角

（3）灸中脘：操作者辅助小儿取仰卧位，充分暴露中脘穴，施以雀啄灸，每次施灸 3 ~ 5 分钟，以局部感觉温暖、舒适，出现红晕时为度。具体操作如图 5 - 6 - 4 所示。

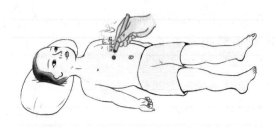

图 5 - 6 - 4　灸中脘

（4）灸气海：操作者辅助小儿仰卧，充分暴露气海穴，施以雀啄灸，每次施灸 3 ~ 5 分钟，以局部感觉温暖、舒适，出现红晕时为度。具体操作如图 5 - 6 - 5 所示。

（5）灸神阙：操作者辅助小儿仰卧，充分暴露神阙穴，施以雀啄灸，每次施灸 3 ~ 5 分钟，以局部感觉温暖、舒适，出现红晕时为度。具体操作如图 5 - 6 - 6 所示。

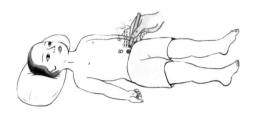

图 5 - 6 - 5　灸气海

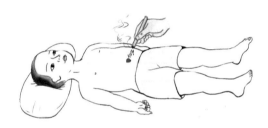

图 5 - 6 - 6　灸神阙

2. 灸经络

（1）灸腹部胃经：操作者辅助小儿安静仰卧，充分暴露腹部梁门穴至大巨穴的经脉线，辅助手拇指和食指呈"八"字形撑开，放置于待灸部位，随时感受施灸部位的温度，并做轻柔的按压以辅助治疗，操作手拇、食、中指持住上端燃着的艾条，对准施灸部位上方 2~3cm 处，沿腹部梁门穴至大巨穴的经脉线，做匀速直线往返移动的温和灸（称为移动温和灸），即艾灸条距皮肤距离不变，仅位置移动，每次施灸 3~5分钟，以局部感觉温暖、舒适，出现红晕时为度。具体操作如图 5 - 6 - 7 所示。

（2）灸背部督脉：操作者辅助小儿安静俯卧，充分暴露背部督脉命门穴到至阳穴的经脉线，沿督脉命门穴到至阳穴的经脉线，做匀速移动的温和灸，艾灸条距皮肤距离不变，仅位

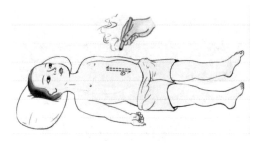

图5-6-7　灸腹部胃经

置移动，每次施灸3～5分钟，以局部感觉温暖、舒适，出现红晕时为度。具体操作如图5-6-8所示。

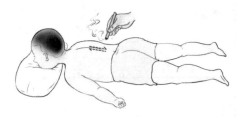

图5-6-8　灸背部督脉

3. 灸部位

（1）灸脾俞周围：操作者辅助小儿安静俯卧，充分暴露脾俞穴，辅助手拇指和食指呈"八"字形撑开，放置于待灸部位，随时感受施灸部位的温度，并做轻柔的按压以辅助治疗，操作手拇、食、中指持住上端燃着的艾条，对准施灸部位上方2～3cm处，以脾俞穴为中心，在周围以此距离做平行圆周往复的回旋灸，每次施灸5～8分钟，以局部感觉温暖、舒适，出现红晕时为度。具体操作如图5-6-9所示。

（2）灸神阙周围：操作者辅助小儿安静仰卧，充分暴露神阙穴。用艾柱隔盐灸，取适量食盐纳入脐窝，上置艾炷，每

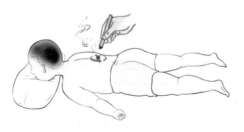

图 5 – 6 – 9　灸脾俞周围

次灸 3 壮，于每日临睡前施灸，每日灸 1 次，中病即止。具体操作如图 5 – 6 – 10 所示。

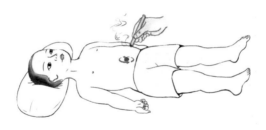

图 5 – 6 – 10　灸神阙周围

（3）灸外劳宫：操作者辅助小儿安静端坐或俯卧，充分暴露手背的外劳宫穴，以手背中点为中心，3 寸为半径，距离手背上方 2 ~ 3cm 处，做平行圆周往复的回旋灸，每次施灸 5 ~ 8 分钟，以局部感觉温暖、舒适，出现红晕时为度。具体操作如图 5 – 6 – 11 所示。

此艾灸治疗中，每隔一日中午或者睡前灸 1 次，1 周 1 个疗程。急性病者见效较快，灸至痊愈即可；慢性病者以保健为主，逐渐增强体质，宜连续应用 2 ~ 3 个疗程。

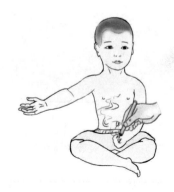

图5－6－11　灸外劳宫

（六）温馨贴士

1. 疾病鉴别

需要注意区分食积与积食的区别与联系。食积是病名，而积食是食积的一种证候类型。

2. 起居调护

（1）饮食调节：调节饮食结构，婴幼儿乳食不知自节，家长更要注意合理喂养，应该定时定量，尽量进食易于消化的食物，忌暴饮暴食，过食肥甘厚味、生冷瓜果等滋腻损伤脾胃之品。对于母乳喂养的小儿，如果发现小儿有积食的情况，母亲也应调整自己的饮食结构。

（2）辅食调节：逐渐添加辅食，应该根据小儿的生长发育需求，逐渐给婴儿添加辅食，按照由少到多、由稀到稠的原则，循序渐进。辅食不可骤然添加过多，以防造成脾胃不能适应而积滞不化；亦不可到期不添加辅食，使婴儿脾胃运化功能不能逐渐加强而致饮食难化。

（3）二便调节：平时应保持大便通畅，养成良好的排便习惯；可常灸足三里以增强小儿体质，提高抗病能力。

（4）情绪呵护：应关注小儿的情绪变化，小儿对外界的气味、声音、湿度、气候的感官能力比较敏锐细致，所以在对小儿饮食起居关注的同时，更应该关注他们的内心活动，并及时进行疏导和调整。

3. 环境调护

（1）适当运动：适当运动有助于消除小儿积食，父母应多带小儿到户外活动，每次 30 分钟至 1 小时即可。如受条件限制，也可在家中适当做些婴儿操。

（2）规律排便：平时要培养小儿养成良好的排便习惯，保持大便通畅，便秘者可给予蜂蜜 10～20mL 冲服。

4. 食疗

（1）牛奶山药麦片粥

材料：牛奶 100g，豌豆 30g，麦片 50g，莲子 20g，山药适量。

制作：将以上食材洗净煮至浓稠加入牛奶即可。

功效：健脾益胃。

主治：脾胃虚弱的小儿食积。

来源：于雅婷等《常见病饮食宜忌全书》。

（2）佛手薏米粥

材料：大枣、薏米各 20g，佛手 15g，大米 70g。

制作：大米、薏米泡发，然后加入其他食材煮至浓稠。

功效：消食除积。

主治：脾胃虚弱引起的小儿食积。

来源：于雅婷等《常见病饮食宜忌全书》。

（3）山楂高粱粥

材料：山楂 10g，高粱米 50g。

制作：将高粱米洗净加入山楂煮成粥。

功效：健脾消食除积。

主治：小儿脾胃虚弱，消化不良者。

来源：刘晶晶等《儿童保健饮食疗法》。

（4）芡实莲子羹

材料：莲子20g，芡实米50g，白糖20g。

制作：将莲子放入锅中，加适量清水煮沸，再加入芡实米共煮成粥，加入白糖即可。

功效：健脾调胃。

主治：小儿不思饮食，脘腹胀满者。

来源：刘晶晶等《儿童保健饮食疗法》。

七、小儿腹泻

（一）概念

小儿腹泻是儿科常见病、多发病，主要特点为大便次数增多、性状改变（图5-7-1）。发病因素较为复杂，大多由于小儿的饮食不卫生、气温骤降、肠胃失衡或免疫功能降低等因素造成。小儿腹泻是造成小儿营养不良、生长发育障碍的重要原因之一，严重者会引起脱水、电解质紊乱甚至死亡。本病相当于西医学的急性肠炎、慢性肠炎及胃肠功能紊乱等疾病。

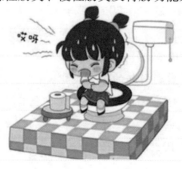

图5-7-1

（二）数说小儿腹泻

1. 本病一年四季均可发生，尤以夏、秋两季发病为多。

2. 发病年龄以婴幼儿为主，其中以 6 个月至 2 岁的小儿发病率较高。

3. 正常小儿大便每天在 1 ~ 2 次，腹泻时轻者 4 ~ 6 次，重者可达 10 次以上，甚至数十次。

（三）症解小儿腹泻

1. 大便呈水样、蛋花汤样或泡沫状，甚至有黏液，或伴有呕吐、食欲不振。

2. 伴阵发性腹痛，或大便气味腥臭，泄后痛减。

3. 有时伴有发热，肛门红肿热痛。

（四）分述小儿腹泻

小儿腹泻的病因有一定的复杂性，中医学认为泄泻之本，无不由于脾胃。小儿脾胃薄弱，运化功能不足，感受外邪，或乳食不当，调护不当，久病久泻，致使宿食停滞，损伤脾胃阳气，脾虚则运化失司，胃弱则不能腐熟水谷，中阳之气下陷而为腹泻。西医学认为，小儿腹泻可能与以下因素有关：

1. 饮食方面

小儿年龄过小，因而自身消化系统还处于发育阶段，不够成熟；而母乳所含的营养成分较多，致使小儿在吸收和消化上比较难。再加上部分小儿因喂养不均衡、喂养时间不固定、喂养方式不合理等问题的存在，都有可能引发腹泻。

2. 肠道外感染

呼吸道感染、发热等病原体会释放相应的毒素，刺激小儿胃肠道，最终引起腹泻。

3. 免疫力低下

小儿身体免疫力比较差，很容易受到病原体的侵袭。在人体的肠道组织中，包含了多种病原体，如金黄色葡萄球菌、溶组织阿米巴原虫等。其中阿米巴原虫为寄生虫，大肠埃希菌和沙门杆菌为主要的细菌感染病原体，均易引起腹泻。

（五）灸疗小儿腹泻

本病病变脏腑主要在脾、胃、大小肠和肾。脾虚湿盛、肾阳亏虚、命门火衰是导致本病发生的重要原因

基础处方：神阙，天枢，水分，足三里，关元，大肠，龟尾。

加减处方：寒湿者加阴陵泉；湿热者加内庭；食滞者加中脘；脾虚者加脾俞、太白；肾虚者加命门。

体位选取：根据所取穴位，操作时小儿取仰卧位或俯卧位，保持舒适、自然的状态。

1. 灸穴位

（1）灸水分：操作者辅助小儿安静仰卧，充分暴露两侧水分穴，辅助手拇指和食指呈"八"字形撑开，放置于水分穴周围，随时感受施灸部位的温度，并做轻柔的按压以辅助治疗，操作手拇、食、中指持住艾条，其余两指伸直或稍屈，将艾条点燃的一端对准水分穴上方，根据小儿耐受情况，调整适宜高度，一起一落，如雀啄食样施灸（称为雀啄灸），每次施灸3~5分钟，以局部感觉温暖、舒适，出现红晕时为度。具体操作如图5-7-2所示。

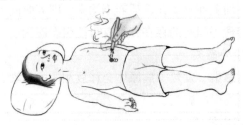

图5-7-2　灸水分

（2）灸天枢：操作者辅助小儿安静仰卧，充分暴露天枢穴，施以雀啄灸，每次施灸 3～5 分钟，以局部感觉温暖、舒适，出现红晕时为度。具体操作如图 5－7－3 所示。

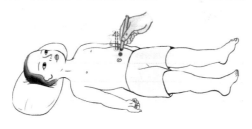

图 5－7－3　灸天枢

（3）灸足三里：操作者辅助小儿安静端坐或仰卧，充分暴露足三里穴，施以雀啄灸，每次灸 3～5 分钟，以局部感觉温暖、舒适，出现红晕时为度。具体操作如图 5－7－4 所示。

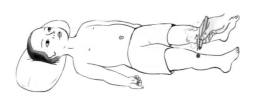

图 5－7－4　灸足三里

（4）灸关元：操作者辅助小儿安静仰卧，充分暴露关元穴，施以雀啄灸，每次施灸 3～5 分钟，以局部感觉温暖、舒适，出现红晕时为度。具体操作如图 5－7－5 所示。

（5）灸龟尾：操作者辅助小儿安静俯卧，充分暴露龟尾穴，施以雀啄灸，每次施灸 3～5 分钟，以局部感觉温暖、舒适，出现红晕时为度。具体操作如图 5－7－6 所示。

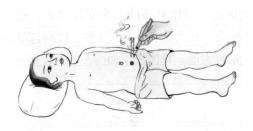

图 5 - 7 - 5　灸关元

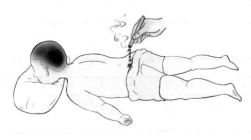

图 5 - 7 - 6　灸龟尾

2. 灸经络

（1）灸大肠经：操作者辅助小儿安静端坐或仰卧，充分暴露食指桡侧缘指尖至虎口直线，辅助手拇指和食指呈"八"字形撑开，放置于待灸部位，随时感受施灸部位的温度，并做轻柔的按压以辅助治疗，操作手拇、食、中指持住上端燃着的艾条，对准施灸部位上方2～3cm处，沿食指桡侧缘指尖至虎口直线，做匀速直线往返移动的温和灸（称为移动温和灸），艾灸条距皮肤距离不变，仅位置移动，每次施灸3～5分钟，以局部感觉温暖、舒适，出现红晕时为度。具体操作如图5 - 7 - 7所示。

（2）灸背部督脉：操作者辅助小儿安静俯卧或稍前倾端

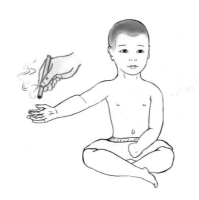

图 5 - 7 - 7　灸大肠经

坐，充分暴露背部督脉命门穴到至阳穴的经脉线，沿督脉命门穴到至阳穴的经脉线，做匀速移动温和灸，使艾灸条距皮肤距离不变，仅位置移动，每次施灸 3 ~ 5 分钟，以局部感觉温暖、舒适，出现红晕时为度。具体操作如图 5 - 7 - 8 所示。

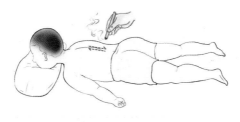

图 5 - 7 - 8　灸背部督脉

（3）灸小腿部脾经：操作者辅助小儿安静端坐或者仰卧，充分暴露待灸小腿脾经阴陵泉穴到太白穴的经脉线，沿小腿脾经阴陵泉穴到太白穴的经脉线，做匀速移动的温和灸，即艾灸条距皮肤距离不变，仅位置移动，每次施灸 3 ~ 5 分钟，以局部感觉温暖、舒适，出现红晕时为度。具体操作如图 5 - 7 - 9 所示。

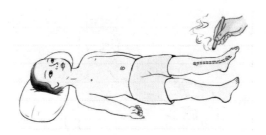

图 5 - 7 - 9　灸小腿部脾经

3. 灸部位

灸神阙穴周围：操作者辅助小儿安静仰卧，充分暴露神阙穴周围，将艾条点燃端先在神阙穴区熏灸测试，至局部有灼热感时，即以神阙穴为中心，在周围以此距离作平行圆周往复的回旋灸，每次施灸 5 ~ 8 分钟，以局部感觉温暖、舒适，出现红晕时为度。具体操作如图 5 - 7 - 10 所示。

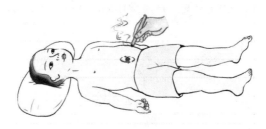

图 5 - 7 - 10　灸神阙周围

此艾灸治疗中，每隔一日中午或者睡前灸一次，1 周 1 个疗程。急性病者见效较快，灸至痊愈即可；慢性病者以保健为主，逐渐增强体质，宜连续应用 2 ~ 3 个疗程。

（六）温馨贴士

1. 起居调护

（1）及时就医：若大便次数突然增多，有臭味，极有可能是其他诱因引起的腹泻。父母若不能确定是否是生理性腹泻，可去医院做大便检查，并遵医嘱辅助调理。

（2）饮食调护：食物应新鲜、清洁，不吃生冷、变质及不干净的食物，不暴饮暴食；饭前、便后要洗手，餐具要卫生；同时要乳食有节、饥饱有度；提倡母乳喂养，不宜在夏季及小儿有病时断奶，遵守添加辅食的原则，注意科学喂养。

2. 环境调护

（1）加强活动：注意气候变化，加强户外锻炼。防止感受外邪，尤其要避免腹部受凉。

（2）注意卫生：保持皮肤清洁干燥，勤换尿布；每次大便后，要用温水清洗臀部，并扑上爽身粉，防止发生红臀。

3. 食疗

（1）马齿苋粥

材料：鲜马齿苋250g，粳米适量。

制作：切碎水煎10~20分，去渣，与粳米煮粥。

功效：清热祛湿。

主治：小儿腹泻，湿热泻，口渴喜饮，食欲减退者。

来源：耿元卿《东方食疗与保健》。

（2）苹果红糖泥

材料：苹果1个，红糖适量。

制作：将苹果削皮、切片，入锅蒸熟烂，加入红糖，调拌均匀。

功效：健脾益胃止泻。

主治：适用6个月左右小儿腹泻。

来源：王玉梅，任华.小儿腹泻食疗二法［J］.中国民间疗法，2007（01）：64.

（3）曲米粥

材料：神曲 15g，粳米 60g。

制作：先将神曲捣碎入锅煮药汁，用药汁煮粥，温服。

功效：健脾胃，助消化，止泻。

主治：适用 6 个月左右小儿腹泻。

来源：小儿腹泻试试食疗 [J]．农家之友，2008（02）：66.

八、小儿夜啼

（一）概念

小儿夜啼是指婴儿白天能安静入睡，入夜则啼哭不安，时哭时止，或每夜定时啼哭，甚则通宵达旦之症（图 5 - 8 - 1）。多见于新生儿及 6 个月内的小婴儿。新生儿及婴儿常以啼哭表达诉求或痛苦，而饥饿、惊恐、尿布潮湿、衣被过冷或过热等不适均可引起啼哭，此时若喂以乳食、安抚亲昵、更换潮湿尿布、调整衣被厚薄后，啼哭可很快停止，不属病态。

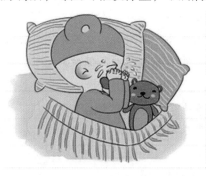

图 5 - 8 - 1

（二）数说小儿夜啼

1. 本病多见于半岁以内的婴幼儿。

2. 每次持续发作时长 1 ~ 10 分钟。

（三）症解小儿夜啼

1. 以夜间啼哭不止，白天正常最为多见。

2. 每夜定时甚则通宵达旦啼哭不已。

3. 夜啼或伴面赤唇红、阵发腹痛、腹胀呕吐、声音嘶哑。

（四）分述小儿夜啼

中医学认为，小儿脾常不足，喜温而恶寒，若护理稍有不慎，腹部中寒，或乳母恣食生冷，冷乳喂儿，均可使寒邪内侵，脾寒乃生。夜间属阴，重阴脾寒愈盛，寒邪凝滞，气机不畅，故入夜腹痛而啼。本病多因脾寒、心热、阴血亏虚、惊骇客忤、乳食积滞、寒凝气滞而发病。西医学认为，小儿于夜间睡觉时出现间歇哭闹或抽泣，导致睡眠不足会影响其生长发育，小儿夜啼可能和以下因素有关：

1. 环境不适

小儿新陈代谢率较成人稍快，对热不耐受，若睡眠环境过于嘈杂、闷热，易造成小儿燥热，睡眠不佳。

2. 饮食积热

小儿脾胃娇嫩，胃肠道功能尚未发育完善，容易出现胃肠积食和积热，从而引起消化不良、回乳、厌食、小便短赤等不适。

3. 疾病影响

感冒、中耳炎、肠胃炎等病症，都可造成小儿睡不安稳。

（五）灸疗小儿夜啼

本病多因脾寒、心热、乳食积滞、惊骇客忤所致，治疗以温脾、镇惊、和中、安神为主。

基础处方：劳宫，身柱，手内侧心包经，总筋，天河水，五指节。

加减处方：虚寒者加腹部任脉；阳气不足者加背部督脉；

心经积热者加神门周围；暴受惊恐者加百会周围。

体位选取：根据所取穴位，操作时小儿取坐位，保持舒适、自然的状态。

1. 灸穴位

（1）灸劳宫：操作者辅助手握住小儿手指，充分暴露劳宫穴，操作手拇、食、中指持住艾条，其余两指伸直或稍屈，将艾条点燃的一端对准劳宫穴上方，根据小儿耐受情况，调整适宜高度，一起一落，如雀啄食样施灸（称为雀啄灸），每次施灸 3~5 分钟，以局部感觉温暖、舒适，出现红晕时为度。具体操作如图 5-8-2 所示。

（2）灸总筋：操作者辅助小儿安静端坐或者俯卧，充分暴露掌后腕横纹中点，施以雀啄灸，每次施灸 3~5 分钟，以局部感觉温暖、舒适，出现红晕时为度。具体操作如图 5-8-3 所示。

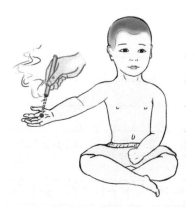
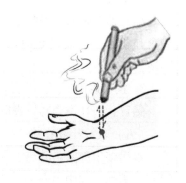

图 5-8-2　灸劳宫　　　　　　图 5-8-3　灸总筋

（3）灸身柱：操作者辅助小儿安静端坐或者俯卧，充分暴露身柱穴，施以雀啄灸，每次施灸 3~5 分钟，以局部感觉温暖、舒适，出现红晕时为度。具体操作如图 5 - 8 - 4 所示。

2.灸经络

（1）灸天河水：操作者辅
助小儿安静端坐或仰卧，充分
暴露前臂正中自总筋至洪池直
线，辅助手拇指和食指呈"八"
字形撑开，放置于待灸部位，
随时感受施灸部位的温度，并
做轻柔的按压以辅助治疗，操
作手拇、食、中指持住上端燃
着的艾条，对准施灸部位上方 2
~3cm 处，沿腹部前臂正中，自

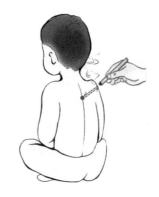

图 5 - 8 - 4　灸身柱

总筋至洪池呈一直线，做匀速直线往返移动的温和灸（移动
温和灸），艾灸条距皮肤距离不变，仅位置移动，每次施灸 3
~5分钟，以局部感觉温暖、舒适，出现红晕时为度。具体操
作如图 5 - 8 - 5 所示。

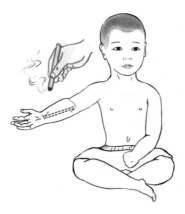

图 5 - 8 - 5　灸天河水

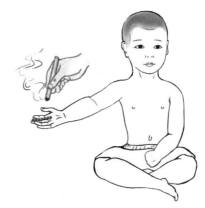

图 5 - 8 - 6　灸手部心包经

（2）灸手部心包经：操作者辅助小儿安静端坐，充分暴露手内侧中冲穴到劳宫穴的经脉线，沿心包经中冲穴到劳宫穴的经脉线，做匀速移动温和灸，艾灸条距皮肤的距离不变，仅位置移动，每次施灸3~5分钟，以局部感觉温暖、舒适，出现红晕时为度。具体操作如图5-8-6所示。

（3）灸六腑：操作者辅助小儿安静端坐或俯卧，充分暴露前臂尺侧自阴池至肘呈一直线的区域，沿前臂尺侧阴池至肘的直线，做匀速移动温和灸，艾灸条距皮肤的距离不变，仅位置移动，每次施灸3~5分钟，以局部感觉温暖、舒适，出现红晕时为度。具体操作如图5-8-7所示。

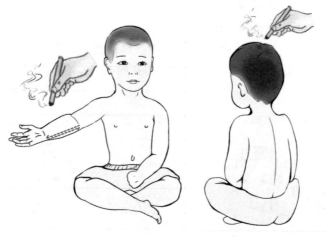

图5-8-7　灸六腑　　　　　图5-8-8　灸百会周围

3. 灸部位

（1）灸百会周围：操作者辅助手抚平头发，充分暴露百会穴，辅助手拇指和食指呈"八"字形撑开，放置于待灸部位，随时感受施灸部位的温度，并做轻柔的按压以辅助治疗，操作手拇、食、中指持住上端燃着的艾条，对准施灸部位上方

2～3cm处，灸至局部有灼热感时，即以百会穴为中心，在周围以此距离作平行圆周往复的回旋灸，每次施灸3～5分钟，以局部感觉温暖、舒适，出现红晕时为度。具体操作如图5－8－8所示。

（六）温馨贴士

1. 起居调护

（1）充足睡眠：保证充足的睡眠时间，逐步养成夜间睡眠、白天活动的作息习惯。6个月以内的婴儿生活不规律，常常"日夜颠倒"，白天睡、晚上哭，俗称为"夜啼郎"。

（2）饮食适量：饥饿、口喝是婴儿哭闹中最常见的原因，多见于3个月以内的婴儿，这是由于母乳不足、奶粉冲调过稀，或者上一顿因为某些原因没有吃饱。

（3）注重卫生：若婴儿尿布脏后（大、小便）未及时更换，会以哭闹的形式向父母表示。婴儿因湿疹、多汗、皮肤不清洁等引起瘙痒，或因蛲虫爬至肛门周围引起奇痒均会已引起哭闹。

（4）二便训练：便尿感经过训练的婴儿，会以哭闹的形式求援母亲及时帮助他解大小便。

2. 食疗

（1）葱姜汤

材料：葱白5段，生姜5片。

制作：共煮水喝。

功效：温中除寒。

主治：小儿夜啼，脾胃虚寒夜啼，纳差便溏，腹痛喜温喜按者。

来源：梅玛力等《中医小儿食物保健疗法》。

（2）猪骨干姜汤

材料：猪骨头150g，干姜5g。

制作：同煮汤饮。

功效：温中补虚。

主治：小儿夜啼，四肢欠温，腹痛喜伏卧者。

来源：朱义国等《食疗药膳》。

（3）赤小豆甜饮

材料：赤小豆、白糖适量。

制作：赤小豆加水煮烂后酌加糖，代茶饮。

功效：清心热安神。

主治：小儿心热，夜卧不宁，多梦易惊，口干多饮者。

来源：夏翔等《家庭食养食补食疗全书》。

（4）冰糖百合

材料：百合30g，冰糖适量。

制作：共煮熟，服食。

功效：宁心安神。

主治：小儿夜眠不安，惊惕易醒，盗汗者。

来源：路新国等《中国饮食保健学》。

九、小儿腺样体肥大

（一）概念

腺样体也叫咽扁桃体或增殖体，位于鼻咽部顶部与咽后壁处，属于淋巴组织，表面呈桔瓣样变。小儿腺样体肥大是腺样体因炎症的反复刺激而发生的病理性增生，可引起鼻塞、张口呼吸等症状，尤以夜间为重，易出现睡眠打鼾，睡眠不安，小儿常不时翻身，仰卧时更明显，严重时可出现呼吸暂停等（图5-9-1）。本病多见于小儿，常与慢性扁桃体炎、扁桃体

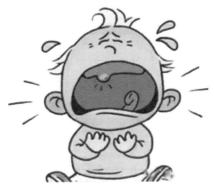

图 5 - 9 - 1

肥大合并存在。

（二）数说小儿腺样体肥大

1. 多发于 2～6 岁的小儿。

2. 本病一年四季均可发病，尤以夏、秋两季为多。

3. 腺样体和扁桃体都是在出生后随着年龄的增长而逐渐长大，2～6 岁时为增殖旺盛的时期，10 岁以后逐渐萎缩。

（三）症解小儿腺样体肥大

1. 本病主要表现为厌食、呕吐、消化不良，继而导致营养不良的发生。患儿可因呼吸不畅，肺扩张不足，导致胸廓畸形。同时，夜间呼吸不畅，易使小儿长期处于缺氧状态，从而引起内分泌功能紊乱，生长发育障碍。

2. 腺样体肥大堵塞后鼻孔及咽鼓管咽口，可引起耳、鼻、咽、喉等症状。若咽鼓管咽口受阻，引起分泌性中耳炎，可导致听力减退和耳鸣。

3. 小儿腺体肥大症常并发鼻炎、鼻窦炎，有鼻塞及流涕等症状，说话时带闭塞性鼻音，睡觉时发出鼾声，严重者可出现睡眠呼吸暂停。

（四）分述小儿腺样体肥大

中医学认为，小儿腺样体肥大常因风热郁结、肺热壅盛、痰瘀互结、肺脾气虚、肺肾阴虚所致；西医学认为，腺样体肥大是腺样体因炎症的反复刺激而发生病理性增生，从而引起鼻塞、张口呼吸等症状的疾病。因此小儿腺样体肥大可能与以下因素有关：

1. 过敏反应

很多小儿腺样体肥大都是因为鼻子的局部过敏反应导致的。此类腺样体肥大的小儿，多伴有一些过敏症，往往会对花粉、动物的皮毛等产生过敏。

2. 急性炎症

急性炎症可使小儿体内腺体组织充血甚至化脓，易导致小儿的腺样体肥大，其突出表现为小儿在较短的一段时间内出现鼻塞，鼻中分泌物过多的症状。

（五）灸疗小儿腺样体肥大

基础处方：印堂，迎香，肺经，天河水，鼻部周围，前额部周围。

加减处方：风热郁结者加大椎；肺热壅盛者加合谷；痰瘀互结者加列缺。

体位选取：根据所取穴位，操作时小儿取坐位、仰卧位或侧卧位。

1. 灸穴位

（1）灸合谷：操作者辅助小儿安静端坐或侧卧，充分暴露合谷穴，辅助手拇指和食指呈"八"字形撑开，放置于合谷穴周围，随时感受施灸部位的温度，并做轻柔的按压以辅助治疗，操作手拇、食、中指持住艾条，其余两指伸直或稍屈，将艾条点燃的一端对准合谷穴上方，根据患儿耐受情况，调整适宜高度，一起一落，如雀啄食似的施灸（称为雀啄灸），每次施灸3~5分钟，以局部感觉温暖、舒适，出现红晕时为度。具体操作如图5-9-2所示。

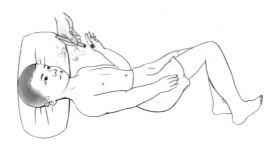

图5-9-2　灸合谷

（2）灸印堂：操作者辅助小儿安静仰卧或端坐，充分暴露印堂穴，施以雀啄灸，每次施灸3~5分钟，以局部感觉温暖、舒适，出现红晕时为度。具体操作如图5-9-3所示。

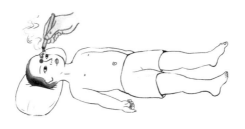

图5-9-3　灸印堂

（3）灸迎香：操作者辅助小儿安静仰卧或端坐，充分暴露双侧迎香穴，施以雀啄灸，每次施灸3~5分钟，以局部感觉温暖、舒适，出现红晕时为度。具体操作如图5-9-4所示。

（4）灸大椎：操作者辅助小儿安静仰卧或端坐，充分暴露大椎穴，施以雀啄灸，每次施灸 3 ~ 5 分钟，以局部感觉温暖、舒适，出现红晕时为度。具体操作如图 5 - 9 - 5 所示。

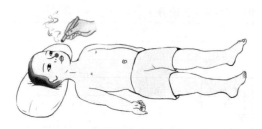

图 5 - 9 - 4　灸迎香

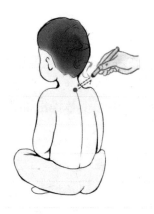

图 5 - 9 - 5　灸大椎

（5）灸列缺：操作者辅助小儿安静仰卧或端坐，辅助手托住小儿待灸手腕，充分暴露双侧列缺穴，施以雀啄灸，每次施灸 3 ~ 5 分钟，以局部感觉温暖、舒适，出现红晕时为度。具体操作如图 5 - 9 - 6 所示。

2. 灸经络

（1）灸肺经：操作者辅助小儿安静端坐，充分暴露无名指末节螺纹面或无名指掌面，辅助手拇指和食指呈"八"字

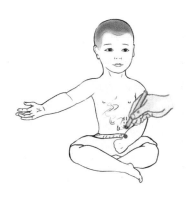

图 5 - 9 - 6　灸列缺

形撑开，放置于待灸部位，随时感受施灸部位的温度，并做轻柔的按压以辅助治疗，操作手拇、食、中指持住上端燃着的艾条，对准施灸部位上方 2 ~ 3cm 处，循无名指末节螺纹面或无名指掌面指尖至指根直线，做匀速直线往返移动的温和灸（移动温和灸），即艾灸条距皮肤距离不变，仅位置移动，每次施灸 3 ~ 5 分钟，以局部感觉温暖、舒适，出现红晕时为度。具体操作如图 5 - 9 - 7 所示。

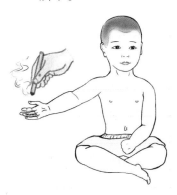

图 5 - 9 - 7　灸肺经

（2）灸天河水：操作者辅助小儿安静端坐，充分暴露前臂正中总筋至洪池呈一直线的区域，辅助手拇指和食指呈"八"字形撑开，放置于待灸部位，随时感受施灸部位的温度，并做轻柔的按压以辅助治疗，操作手拇、食、中指持住上端燃着的艾条，对准施灸部位上方 2～3cm 处，循前臂正中总筋至洪池的直线，做匀速直线往返移动的温和灸（移动温和灸），使艾灸条距皮肤距离不变，仅位置移动，每次施灸 3～5 分钟，以局部感觉温暖、舒适，出现红晕时为度。具体操作如图 5－9－8 所示。

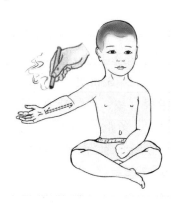

图 5－9－8　灸天河水

3. 灸部位

（1）灸鼻部周围：操作者辅助小儿安静端坐或仰卧，充分暴露鼻部印堂穴至左右迎香穴的区域，辅助手拇指和食指呈"八"字形撑开，放置于待灸部位，随时感受施灸部位的温度，并做轻柔的按压以辅助治疗，操作手拇、食、中指持住上端燃着的艾条，对准施灸部位上方 2～3cm 处，沿印堂穴至迎香穴斜线做平行圆周往复的回旋灸，每次施灸 3～5 分钟，以局部感觉温暖、舒适，出现红晕时为度。具体操作如图 5－

9 - 9 所示。

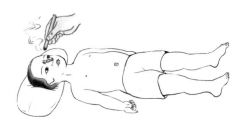

图 5 - 9 - 9　灸鼻部周围

（2）灸前额部：操作者辅助小儿安静端坐或仰卧，充分暴露前额部，在前额部做横向平行圆周往复的回旋灸，每次施灸 3~5 分钟，以局部感觉温暖、舒适，出现红晕时为度。具体操作如图 5 - 9 - 10 所示。

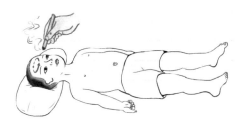

图 5 - 9 - 10　灸前额部

（六）温馨贴士

1. 起居调护

（1）心理疏导：做好心理疏导，减少小儿的焦虑、疑问、不合作等问题，多鼓励、表扬小儿，树立战胜疾病的信心，减少恐惧，同时提供必要的信息使其有足够的心理准备。

（2）合理饮食：尽量避免进食较硬及粗糙的食物，饮食宜清淡、富有营养；进食前后漱口，保持口腔清洁。

（3）及时就医：如果父母不能鉴别是否是腺样体肥大症，建议去医院寻求专业的医生进行鉴别诊断。

2. 食疗

（1）鱼腥草粥

材料：鱼腥草30g（鲜者加倍），大米100g，白糖适量。

制作：将鱼腥草洗净，加清水适量，浸泡5~10分钟后，水煎取汁，加大米煮粥；或将鱼腥草洗净后切丝，待粥熟时调入粥中，纳入白糖，再煮沸即成。每日1剂，连续3~5天。

功效：对肺炎球菌、金黄色葡萄球菌有明显抑制作用。

主治：小儿腺样体肥大。

来源：刘志荣. 儿童扁桃体炎中医治疗效果及其临床应用分析［J］. 大家健康（学术版），2015，9（9）：29.

（2）金银花粥

材料：金银花15g，大米100g，白糖适量。

制作：将金银花洗净，加清水适量，浸泡5~10分钟后，水煎取汁，加大米煮粥，待熟时调入白糖，再煮沸即成。每日1~2剂，连续3~5天。

功效：清热解毒，宣散风热，凉血止血。

主治：急性扁桃体炎。

来源：刘志荣. 儿童扁桃体炎中医治疗效果及其临床应用分析［J］. 大家健康（学术版），2015，9（9）：29.

十、小儿面瘫

（一）概念

小儿面瘫俗称口眼㖞斜，是一种急性发作的单侧面神经周围性麻痹疾病，常因受凉、过敏、病毒感染、中毒、代谢障碍、血液循环障碍及隐形乳突炎等引起，表现为口眼㖞斜，病侧面部表情肌瘫痪，进食时食物残渣常滞留于病侧的齿颊间隙内，并伴有流口水的表现（图5-10-1）。

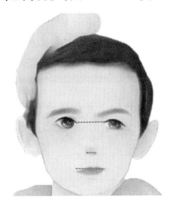

图5-10-1

（二）数说小儿面瘫

1. 本病多见于半岁以内的婴幼儿。

2. 小儿面瘫好发于春、秋两季。

3. 近年来小儿面瘫的患病率呈上升趋势。

（三）症解小儿面瘫

患儿常于睡眠醒来时，发现一侧面部肌肉板滞、麻木、瘫痪、额纹消失、露睛流泪、鼻唇沟变浅、口角下垂并歪向健侧，病侧不能皱眉、闭目、露齿、鼓颊等。

（四）分述小儿面瘫

中医学认为，小儿面瘫常因气血不足，卫外不固，使风邪乘虚入中脉络，致气血痹阻，筋脉失养而发病。西医学认为，小儿面瘫在临床上常因外伤、贝尔氏瘫及中耳乳突炎而发病，小儿面瘫可能和以下因素有关。

1. 环境影响

小儿面部长时间受到冷风的直面刺激，可导致面部神经缺血、痉挛，进而面神经缺血水肿而引发面瘫，常在夏天发病。

2. 情志失调

长时间的情绪不稳定，情感波动相对过大，也是小儿面瘫的发病原因之一，容易生气、害怕、紧张、焦虑的小儿易患此病。

3. 疲劳过度

小儿天生爱玩耍，部分小儿病前有过疲劳史，免疫力相对下降，此外，平日里受寒、感冒、睡眠不足、精神紧张及身体不适等情况也是引起面瘫的重要原因。

（五）灸疗小儿面瘫

本病多因机体正气不足，脉络空虚，卫外不固，风寒或风热乘虚入中面部经络，致气血痹阻，经筋功能失调，筋肉失于约束而发为面瘫。

基础处方：颊车，迎香，下关，合谷，足三里，面部，耳后部位，面部足阳明经。

加减处方：乳突疼痛者加翳风；人中歪斜者加水沟。

体位选取：根据所取穴位，操作时小儿取坐位或仰卧位，保持舒适自然的状态。

1. 灸穴位

（1）灸颊车：操作者用辅助手小指、无名指、中指使小儿头部处于侧倾状态，充分暴露颊车穴，拇指和食指呈"八"字形撑开，放置于颊车穴位周围，操作手拇、食、中指持住艾条，其余两指伸直或稍屈，将艾条点燃的一端置于颊车穴上方，一起一落，如雀啄食样施灸（雀啄灸），每次施灸 3~5 分钟，以局部感觉温暖、舒适，出现红晕时为度。具体操作如图 5-10-2 所示。

（2）灸迎香：操作者辅助小儿安静仰卧，充分暴露迎香穴，施以雀啄灸，每次施灸 3 ~ 5 分钟，以局部感觉温暖、舒适，出现红晕时为度。具体操作如图 5 - 10 - 3 所示。

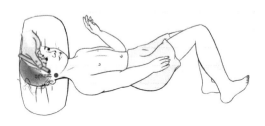

图 5 - 10 - 2　灸颊车

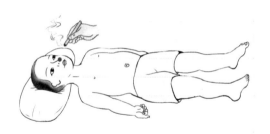

图 5 - 10 - 3　灸迎香

（3）灸下关：操作者辅助小儿安静端坐或侧卧，充分暴露下关穴，施以雀啄灸，每次施灸 3 ~ 5 分钟，以局部感觉温暖、舒适，出现红晕时为度。具体操作如图 5 - 10 - 4 所示。

（4）灸合谷：操作者辅助手托起小儿手腕（左右均可），充分暴露合谷穴，施以雀啄灸，每次施灸 3 ~ 5 分钟，以局部感觉温暖、舒适，出现红晕时为度。具体操作如图 5 - 10 - 5 所示。

（5）灸足三里：操作者辅助小儿安静端坐或仰卧，充分暴露腿部足三里穴，施以雀啄灸，每次施灸 3 ~ 5 分钟，以局

部感觉温暖、舒适，出现红晕时为度。具体操作如图 5 - 10 -
6 所示。

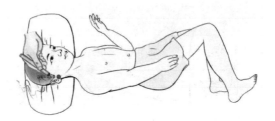

图 5 - 10 - 4　灸下关

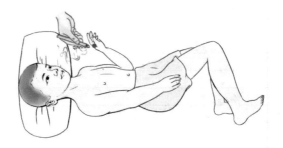

图 5 - 10 - 5　灸合谷

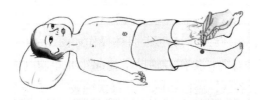

图 5 - 10 - 6　灸足三里

（6）灸地仓：操作者辅助小儿取坐位或仰卧位，辅助手
固定患儿头部，充分暴露地仓穴，操作手持艾灸条施以雀啄

灸，每次施灸 3～5 分钟，以局部感觉温暖、舒适，出现红晕时为度。具体操作如图 5 – 10 – 7 所示。

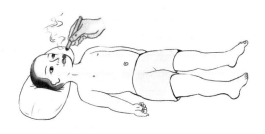

图 5 – 10 – 7　灸地仓

（7）灸翳风：操作者辅助小儿安静端坐或侧卧，充分暴露耳后翳风穴，施以雀啄灸，每次施灸 3～5 分钟，以局部感觉温暖、舒适，出现红晕时为度。具体操作如图 5 – 10 – 8 所示。

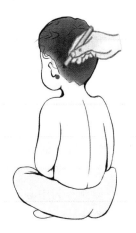

图 5 – 10 – 8　灸翳风

2. 灸经络

灸面部胃经：操作者辅助小儿安静仰卧或端坐，充分暴露面部，辅助手拇指和食指呈"八"字形撑开，放置于待灸部位，随时感受施灸部位的温度，并做轻柔的按压以辅助治疗；操作手拇、食、中指持住上端燃着的艾条，对准施灸部位上方2~3cm处，沿面部四白穴至地仓穴做匀速直线往返移动的温和灸（移动温和灸），艾灸条距皮肤距离不变，仅位置移动，每次施灸3~5分钟，以局部感觉温暖、舒适，出现红晕时为度。具体操作如图5-10-9所示。

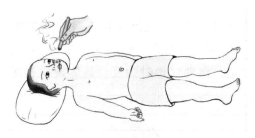

图5-10-9　灸面部胃经

3. 灸部位

（1）灸面部：操作者辅助小儿安静仰卧，充分暴露面部，辅助手拇指和食指呈"八"字形撑开，放置于待灸部位，随时感受施灸部位的温度，并做轻柔的按压以辅助治疗，操作手拇、食、中指持住上端燃着的艾条，在小儿面部适宜区域上方2~3cm处（除眼部外），以颊车为中心，3寸为半径作平行圆周往复的回旋灸，每次施灸3~5分钟，以局部感觉温暖、舒适，出现红晕时为度。具体操作如图5-10-10所示。

（2）灸耳后部位：操作者辅助小儿安静俯卧，充分暴露颈部，以3寸为半径在耳后翳风、风池部，作平行圆周往复的回旋灸，每次施灸 3~5 分钟，以局部感觉温暖、舒适，出现红晕时为度。具体操作如图 5-10-11 所示。

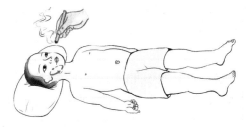

图 5-10-10 灸面部

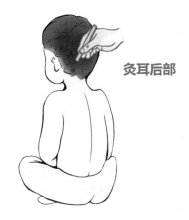

灸耳后部

图 5-10-11 灸耳后部位

（六）温馨贴士

1. 起居调护

（1）日常调护：注意适当休息，避风寒，外出戴口罩，减少冷风对面部的直接刺激，注意面部保暖。

（2）饮食调摄：本病可导致味觉与咀嚼功能减退，影响小儿食欲。应尽量选用适合小儿口味、富有营养、清淡易消化的半流质或软质饮食，忌辛辣生冷刺激之品。

（3）热敷护理：用热毛巾湿敷患侧颜面，每天 5 ~ 6 次，每次 8 ~ 10 分钟。也可用热水袋热敷，每次 15 ~ 20 分钟，注意防止烫伤。还可用红外线照射，并根据实际情况调整灯距，照射 15 分钟，每天 1 ~ 2 次，照射后用手轻柔面部，促进局部血液循环。

（4）心理疏导：分散小儿的注意力，使其密切配合治疗，解除紧张情绪。稍大的小儿常因突然的面容改变而感到恐惧、担心，对此可利用音乐、书籍、电影等活动转移小儿的注意力，解除小儿的担忧，降低负面情绪的不良影响，树立康复的信心。

2. 食疗

（1）风寒型

材料：大豆，葱白，生姜适量。

制作：常规食用。

功效：祛风散寒。

主治：面瘫属风寒犯表者。

来源：王艳芳. 面瘫的中医康复护理进展［J］. 湖北中医杂志，2015，37（9）：81 – 82.

（2）风热型

材料：丝瓜，冬瓜，黄瓜，绿豆。

制作：煮汤食用。

功效：祛风清热。

主治：面瘫属风热袭表者。

来源：王艳芳. 面瘫的中医康复护理进展［J］. 湖北中医杂志，2015，37（9）：81 – 82.

（3）气血不足型

材料：桃仁，红枣，大米适量。

制作：煮粥食用。

功效：补益气血。

主治：面瘫属气血不足者。

来源：王艳芳．面瘫的中医康复护理进展［J］．湖北中医杂志，2015，37（9）：81-82.

十一、小儿麦粒肿

（一）概念

麦粒肿是指眼睑板腺或毛囊周围的皮脂受葡萄球菌感染所引起的急性化脓性炎症，以局部红肿、疼痛、出现硬结及黄色脓点为主要表现（图5-11-1）。麦粒肿是小儿常见的眼部疾病，常因小儿无意间揉眼或因哭闹揉眼，细菌乘虚而入所致。

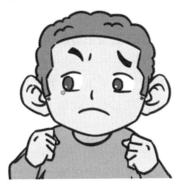

图5-11-1

（二）数说小儿麦粒肿

1. 本病以18个月至12岁小儿多见。

2. 麦粒肿的患儿3~5天后可形成脓肿，出现黄色脓头。

（三）症解小儿麦粒肿

麦粒肿可发于单眼或双眼，上下眼睑均可发生。初期眼边缘皮肤可见局限性红肿、硬结、疼痛，数日后出现黄色脓头，脓肿破溃、排脓后疼痛缓解，红肿消退。反复发作者多伴有脾胃不和的一系列症状，如纳呆、舌酸嗳腐、脘腹痞胀、食谷不化、大便不调、烦躁哭闹、夜眠欠安、面色萎黄等。

（四）分述小儿麦粒肿

中医学认为，麦粒肿的形成多由脾胃功能失调所引起，若小儿感受风热或过食辛辣，导致痰湿化热，此热气随经脉循行蔓延至眼部，则会使热毒扩散至眼部各经络之中，从而引起麦粒肿的发生。西医学认为，麦粒肿通常为葡萄球菌感染所致，一般会累及睑缘或眼睑内的一个或多个腺体。小儿麦粒肿的发生可能和以下因素有关：

1. 免疫力差

小儿免疫机能差，对细菌的抵抗力不强，故营养不良、睡眠不足或患糖尿病的小儿更易患有此病。

2. 不注意卫生

若小儿用不干净的手、毛巾、手帕揉擦眼睛，可使细菌自腺体开口处进入眼睛内部而引发感染。

3. 错误用眼

小儿看手机、电视时间过长，造成眼睛过度劳累，使眼睛四周的眼轮肌收缩，将腺体开口堵塞，从而形成肿物。

（五）灸疗小儿麦粒肿

本病每因脾胃蕴热，或心火上炎，又复感风热，积热与外风相搏，气血瘀阻，火热结聚，以致眼睑红肿，腐熟化为脓液。

基础处方：太阳，合谷，风池，后溪，隐白，下肢脾经。

加减处方：脾胃蕴热者加曲池周围；外感风热者加攒竹周围。

　　体位选取：根据所取穴位，操作时小儿取坐位、侧卧位或仰卧位，保持舒适自然的状态。

　　1. 灸穴位

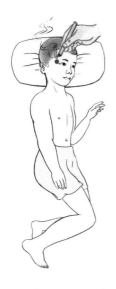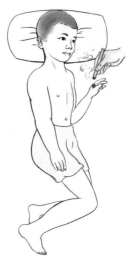

图 5 – 11 – 2　灸太阳　　　　　图 5 – 11 – 3　灸合谷

　　（1）灸太阳：操作者辅助手抚平头发，充分暴露太阳穴，辅助手拇指和食指呈"八"字形撑开，放置于大横穴周围，随时感受施灸部位的温度，并做轻柔的按压以辅助治疗，操作手拇、食、中指持住艾条，其余两指伸直或稍屈，将艾条点燃的一端对准大横穴上方，根据患儿耐受情况，调整适宜高度，一起一落，如雀啄食似的施灸（称为雀啄灸），每次施灸 3～5 分钟，以局部感觉温暖、舒适，出现红晕时为度。具体操作如图 5 – 11 – 2 所示。

　　（2）灸合谷：操作者辅助小儿安静端坐或侧卧，辅助手托起小儿手腕（左右均可），充分暴露合谷穴，施以雀啄灸，每次施灸 3~5 分钟，以局部感觉温暖、舒适，出现红晕时为度。具体操作如图 5-11-3 所示。

(3) 灸风池：操作者辅助小儿安静端坐或俯卧，充分暴露风池穴，施以雀啄灸，每次施灸 3~5 分钟，以局部感觉温暖、舒适，出现红晕时为度。具体操作如图 5-11-4 所示。

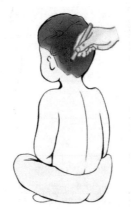

图 5-11-4　灸风池

(4) 灸后溪：操作者辅助小儿安静端坐或仰卧，辅助手托住小儿手腕，充分暴露后溪穴，操作手持艾灸条施以雀啄灸，每次施灸 3~5 分钟，以局部感觉温暖、舒适，出现红晕时为度。具体操作如图 5-11-5 所示。

(5) 灸隐白：操作者辅助小儿安静端坐或仰卧，充分暴露隐白穴，施以雀啄灸，每次施灸 3~5 分钟，以局部感觉温暖、舒适，出现红晕时为度。具体操作如图 5-11-6 所示。

2. 灸经络

灸下肢脾经：操作者辅助小儿安静端坐或仰卧，充分暴露下肢脾经三阴交穴至太白穴的经脉线，辅助手拇指和食指呈"八"字形撑开，放置于待灸部位，随时感受施灸部位的温

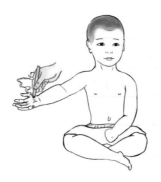

图 5 – 11 – 5　灸后溪

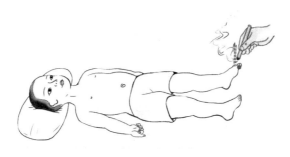

图 5 – 11 – 6　灸隐白

度，并做轻柔的按压以辅助治疗；操作手拇、食、中指持住上端燃着的艾条，对准施灸部位上方 2~3cm 处，沿下肢脾经三阴交穴至太白穴的经脉线，做匀速直线往返移动的温和灸（移动温和灸），即艾灸条距皮肤距离不变，仅位置移动，每次施灸 3~5 分钟，以局部感觉温暖、舒适，出现红晕时为度。具体操作如图 5 – 11 – 7 所示。

3. 灸部位

（1）灸曲池周围：操作者辅助小儿安静端坐，辅助手托起小儿手肘（左右均可），充分暴露曲池穴，拇指和食指呈

"八"字形撑开，放置于待灸部位，随时感受施灸部位的温度，并做轻柔的按压以辅助治疗；操作手拇、食、中指持住上端燃着的艾条，对准施灸部位上方 2 ~ 3cm 处，以曲池穴为中心，以 3 寸为半径作平行圆周往复的回旋灸，每次施灸 3 ~ 5分钟，以局部感觉温暖、舒适，出现红晕时为度。具体操作如图 5 - 11 - 8 所示。

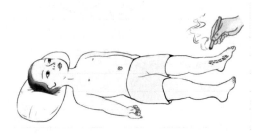

图 5 - 11 - 7　灸下肢脾经

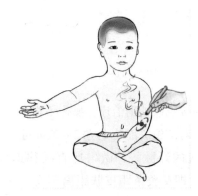

图 5 - 11 - 8　灸曲池周围

（2）灸攒竹周围：操作者辅助小儿安静仰卧，充分暴露攒竹穴，以攒竹穴为中心，以 3 寸为半径作平行圆周往复的回旋灸，每次施灸 3 ~ 5 分钟，以局部感觉温暖、舒适，出现红晕时为度。具体操作如图 5 - 11 - 9 所示。

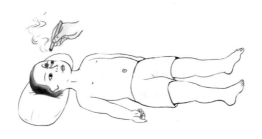

图 5 - 11 - 9　灸攒竹周围

（六）温馨贴士

1. 起居调护

（1）寒热适宜：环境温度过冷或过热，出汗、冷、热、湿、痒、痛等均会引起小儿的不适。

（2）热敷护理：艾灸前可用热毛巾敷 5 分钟。

（3）眼部保护：告诫小儿不要用脏手揉眼睛，以免细菌进入眼内，引起感染。不要让小儿用眼过度，注意用眼时间。

（4）饮食调养：饮食量不宜过多，小儿脾胃多弱，且饮食不知自调，常因过饱而脾胃不能全部运化，导致食积生热，引发麦粒肿，故应控制饮食，不吃刺激性食物，多喝水，保持大便通畅。

2. 食疗

（1）桑菊黄豆煎

材料：黄豆，杭菊花，东桑叶适量。

制作：黄豆浸泡、洗净，与杭菊花、冬桑叶同放入锅中，加水 600mL，煎取 200mL，加入白糖，溶化后即可。每次服用 200mL，一日两次。

功效：疏风清热，消肿利水。

主治：麦粒肿属风热袭表者。

来源：《健客网－眼科频道》。

（2）拔丝山药

材料：山药1根，白糖适量。

制作：将山药洗净去皮，切成滚刀块，放入开水中烫过，沥干水分，置油锅内炸至五成熟，皮呈黄色捞出。炒锅内放油50mL，文火烧至四成熟，放入白糖，至金黄色起泡时，倒入山药，将锅离火炒匀，即可食用。

功效：和胃健脾，固肾益精。

主治：麦粒肿，证属脾胃虚弱，正虚邪实，症见目赤肿痛反复发作者。

来源：《健客网－眼科频道》。

十二、小儿肥胖症

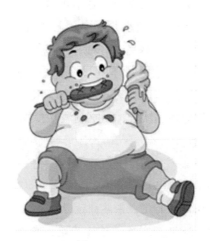

图 5－12－1

（一）概念

小儿肥胖症是一种小儿体内脂肪异常堆积、体重超过正常标准的慢性代谢性疾病（图5-12-1）。一般认为，体重超过按身长计算的平均标准体重的20%，或者超过按年龄计算的平均标准体重加上两个标准差（SD）时，即为肥胖症。中医对肥胖症早有记载，素有"肥人""肥白人""脂肥"之称。西医学将肥胖症分为单纯性和继发性肥胖，继发性肥胖是指继发于某些疾病而导致的肥胖；而单纯性肥胖则指以肥胖为主诉，且无其他相关致病因素存在的肥胖。小儿单纯性肥胖症在临床上较为常见，多是由饮食过多所引起的。

（二）数说小儿肥胖症

1. 任何年龄皆可发病，多见于婴幼儿、学龄前期及青春期小儿。

2. 体重超过同年龄、同性别小儿平均体重的20%。

3. 遗传及营养过度因素约占肥胖人群的95%。

（三）症解小儿肥胖症

1. 本病以婴儿期、学龄前期及青春期为发病高峰期。

2. 小儿肥胖症表现为食欲亢进，进食量大，嗜食肥甘，缺乏运动。

3. 此类小儿体型高大肥胖，身高、体重、骨龄皆在同龄儿的高限，甚至超过同龄儿。

4. 小儿皮下脂肪分布均匀，其中面颊、肩部、胸乳部及腹壁部脂肪积累显著，四肢以大腿、上臂粗壮，肢端较细。

5. 此类小儿性发育大多正常，智能良好。男孩可因会阴部脂肪堆积，致阴茎被埋入，而被误认为外生殖器发育不良。

6. 严重肥胖者可出现肥胖通气不良综合征。

（四）分述小儿肥胖症

1. 遗传与环境因素

肥胖症有一定的家族遗传倾向，小儿易遗传父母而有相同的肥胖体质，这与基因遗传因素有关，也与父母的生活习惯有着密切的关系。

2. 营养过度

营养摄入量超过消耗量，会使多余的热量以甘油三酯的形式储存于体内而致肥胖。喂养方式不当，或太早喂以高热量的固体食物，可使婴儿的体重快速增加，形成肥胖症。妊娠后期过度的营养摄入，也是婴儿出生后肥胖的诱因。

3. 活动量少

小儿在过量摄入食物后常不喜活动，以致脂肪堆积而致肥胖，肥胖小儿也会因行动不便而不愿活动，以致体重日增，如此形成恶性循环。

4. 心理因素

心理因素是肥胖症发生的原因之一。部分小儿在经历父母离异、虐待、溺爱后会患有一定程度的心理障碍，这类小儿常有孤独、恐惧感而不合群，喜欢独处，减少活动或以进食为自娱，导致肥胖症的发生。

（五）灸疗小儿肥胖症

本病多因脾运不健、湿浊内停所致，治疗以健运脾胃，益气除湿为主。

基础处方：大横，天枢，气海，足三里，胃经，腹部，脊柱。

加减处方：脾胃虚寒者加胃经；脾胃气虚者加脾经；咳嗽痰多者加丰隆；阳虚者加脊柱，腹部。

体位选取：根据所取穴位，操作时小儿取坐位、仰卧位或俯卧位，保持舒适、自然的状态。

1. 灸穴位

（1）灸大横：操作者辅助小儿安静仰卧，充分暴露大横穴，辅助手拇指和食指呈"八"字形撑开，放置于大横穴周围，随时感受施灸部位的温度，并做轻柔的按压以辅助治疗，操作手拇、食、中指持住艾条，其余两指伸直或稍屈，将艾条点燃的一端对准大横穴上方，根据患儿耐受情况，调整适宜高度，一起一落，如雀啄食样施灸（称为雀啄灸），每次施灸3~5分钟，以局部感觉温暖、舒适，出现红晕时为度。具体操作如图5-12-2所示。

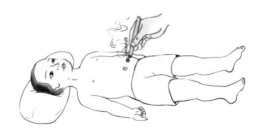

图5-12-2　灸大横

（2）灸天枢：操作者辅助小儿安静仰卧，充分暴露天枢穴，辅助手拇指和食指呈"八"字形撑开，放置于天枢穴周围，随时感受施灸部位的温度，并做轻柔的按压以辅助治疗，操作手拇、食、中指持住艾条，其余两指伸直或稍屈，将艾条点燃的一端对准天枢穴处，根据患儿耐受情况，调整适宜高度，一起一落，如雀啄食样施灸，每次施灸3~5分钟，以局部感觉温暖、舒适，出现红晕时为度。具体操作如图5-12-3所示。

（3）灸气海：操作者辅助小儿安静仰卧，充分暴露气海穴，辅助手拇指和食指呈"八"字形撑开，放置于气海穴周围，随时感受施灸部位的温度，并做轻柔的按压以辅助治疗，操作手拇、食、中指持住上端燃着的艾条，其余两指伸直或稍屈，将艾条点燃的一端对准气海穴上方，根据患儿耐受情况，调整适宜高度，一起一落，如雀啄食样施灸，每次施灸 3~5 分钟，以局部感觉温暖、舒适，出现红晕时为度。具体操作如图 5 - 12 - 4 所示。

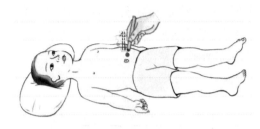

图 5 - 12 - 3　灸天枢穴

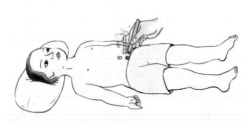

图 5 - 12 - 4　灸气海

（4）灸足三里：操作者辅助小儿安静仰卧，充分暴露足三里穴，辅助手拇指和食指呈"八"字形撑开，放置于足三里穴周围，随时感受施灸部位的温度，并做轻柔的按压以辅助治疗，操作手拇、食、中指持住艾条其余两指伸直或稍屈，将艾条点燃的一端对准足三里穴上方，根据患儿耐受情况，调整适宜高度，一起一落，如雀啄食样施灸，每次施灸 3～5 分钟，以局部感觉温暖、舒适，出现红晕时为度。具体操作如图 5 - 12 - 5 所示。

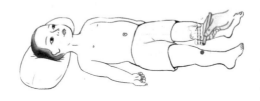

图 5 - 12 - 5 灸足三里

（5）灸丰隆：操作者辅助小儿取坐位或仰卧位，充分暴露丰隆穴，辅助手拇指和食指呈"八"字形撑开，放置于丰隆穴的周围，随时感受施灸部位的温度，并做轻柔的按压以辅助治疗，操作手拇、食、中指持住上端燃着的艾条，其余两指伸直或稍屈，将艾条点燃的一端对准丰隆穴上方，根据患儿耐受情况，调整适宜高度，一起一落，如雀啄食样施灸，每次施灸 3～5 分钟，以局部感觉温暖、舒适，出现红晕时为度。具体操作如图 5 - 12 - 6 所示。

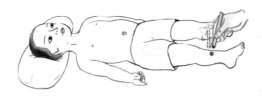

图 5 - 12 - 6 灸丰隆

2. 灸经络

（1）灸脾经：操作者辅助小儿取坐位，充分暴露手部脾经，辅助手拇指和食指呈"八"字形撑开，放置于待灸部位，随时感受施灸部位的温度，并做轻柔的按压以辅助治疗，操作手拇、食、中指持住上端燃着的艾条，对准施灸部位上方2～3cm处，循小儿拇指桡侧缘，在指尖与指根之间做匀速直线往返移动的温和灸，艾灸条距皮肤距离不变，仅位置移动，每次施灸3～5分钟，以局部感觉温暖、舒适，出现红晕时为度。具体操作如图5-12-7所示。

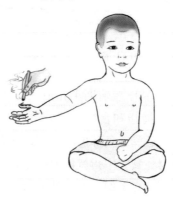

图5-12-7　灸脾经

（2）灸胃经：操作者辅助小儿取坐位，充分暴露手部胃经，辅助手拇指和食指呈"八"字形撑开，放置于待灸部位，随时感受施灸部位的温度，并做轻柔的按压以辅助治疗，操作手拇、食、中指持住上端燃着的艾条，对准施灸部位上方2～3cm处，循小儿大鱼际桡侧缘赤白肉际处，在掌根与拇指之间做匀速直线往返移动的温和灸，艾灸条距皮肤的距离不变，仅位置移动，每次施灸3～5分钟，以局部感觉温暖、舒适，出现红晕时为度。具体操作如图5-12-8所示。

3. 灸部位

（1）灸腹部：操作者辅助小儿安静仰卧，充分暴露腹部，辅助手拇指和食指呈"八"字形撑开，放置于待灸部位，随

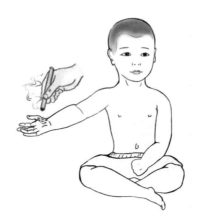

图 5 - 12 - 8　灸胃经

时感受施灸部位的温度，并做轻柔的按压以辅助治疗，操作手拇、食、中指持住上端燃着的艾条，对准施灸部位上方 2～3cm 处，以小儿肚脐为中心，在周围以 3 寸为半径作平行圆周往复的回旋灸，每次施灸 3～5 分钟，以局部感觉温暖、舒适，出现红晕时为度。具体操作如图 5 - 12 - 9 所示。

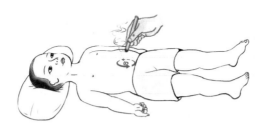

图 5 - 12 - 9　灸腹部

（2）灸脊柱：操作者辅助小儿安静俯卧，充分暴露小儿脊柱，辅助手拇指和食指呈"八"字形撑开，放置于待灸部位，随时感受施灸部位的温度，并做轻柔的按压以辅助治疗，操作手拇、食、中指持住上端燃着的艾条，对准施灸部位上方 2～3cm 处，沿脊柱自上而下做匀速直线往返移动的温和灸，每次施灸 3～5 分钟，以局部感觉温暖、舒适，出现红晕时为度。具体操作如图 5－12－10 所示。

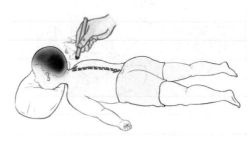

图 5－12－10　灸脊柱

（六）温馨贴士

1. 起居调护

（1）合理饮食：小儿在通过艾灸疗法治疗肥胖症的同时，应注意合理饮食，避免食用油炸、熏烤类食物，应多吃蔬菜瓜果，少吃肉类食品，三餐定时定量摄入，注重营养均衡。

（2）加强运动：应注重户外运动，增强体育锻炼，避免久坐、久卧的不良习惯，鼓励小儿于饭后适当散步或玩耍，以助消化。

（3）心理疏导：家长应注意观察小儿的情绪变化，如发现小儿有自卑心理及脾气暴躁等情况，应及时疏导，或寻求心理医生的帮助。

（4）持之以恒：艾灸疗法对小儿肥胖症具有一定的治疗作用，但效果不会立现，家长在采取此治疗方法时应与饮食、运动相配合，有持之以恒的决心，方可有效减脂。

2. 食疗

（1）佛手薏米粥

材料：大枣、薏米各20g，佛手15g，大米70g。

制作：大米、薏米泡发，然后加入其他食材煮至浓稠。

功效：消食除积。

主治：脾胃虚弱引起的小儿食积。

来源：于雅婷等《常见病饮食宜忌全书》。

（2）山楂高粱粥

材料：山楂10g，高粱米50g。

制作：将高粱米洗净加入山楂煮成粥。

功效：健脾消食除积。

主治：脾胃虚弱，消化不良。

来源：刘晶晶等《儿童保健饮食疗法》。

编者寄语：

　　肥胖症是当前较为严峻的健康问题及社会问题，为目前公认的严重危害小儿健康的因素之一，是当今发达国家和经济发达地区的一种常见疾病，肥胖的流行将会给个人和社会造成严重的影响。研究发现，已有40%的肥胖小儿并发脂代谢异常，这也是高血压、动脉粥样硬化、冠心病、胆石症的诱因。还有近半的肥胖小儿已患有脂肪肝。从心理学角度对肥胖小儿和正常小儿进行对比研究发现，肥胖小儿的自我意识受损，自我评价低，不合群，比正常小儿更加焦虑，幸福感和满足感差等。对于单纯性肥胖症小儿的治疗，应从预防开始，加强运动，培养科学、正确的生活方式，注意情志舒畅，配合艾灸适宜技术，提高小儿体质，增强抗病能力。

十三、小儿近视

（一）概念

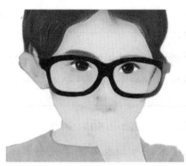

图 5 – 13 – 1

近视（近视眼）指眼睛在调节放松时，平行光线通过眼的屈光系统屈折后点落在视网膜之前的一种屈光状态。小儿近视属于近视疾病中的一种，是由视力存在调节异常所致，易受多种因素干扰，同时也是屈光不正的一种表现，和成人近视的特点有所不同（图 5 – 13 – 1）。据国家卫健委统计，我国小学生近视比例为 45.7%，初中生近视比例为 74.4%，高中生直线上升至 83.3%，中国青少年近视率和总量高居世界第一。

（二）数说小儿近视

1. 多见于 3 岁以上儿童。

2. 可由假性近视发展为永久性近视。

（三）症解小儿近视

1. 视力减退

近视眼主要是指近视力正常，远视力逐渐下降，从而导致视远物模糊不清的病症，但高度近视常因屈光间质混浊和视网膜、脉络膜变性，导致其远、近视力都较差，有时眼前还伴有黑影浮动。

2. 外斜视晌

中度以上近视患儿在近距离作业时，若不应用视力调节，可诱发眼位向外偏斜，形成外斜视。

3. 视力疲劳

近视眼患儿视力调节力尚可，在近距离用眼时可能导致肌性视疲劳，主要表现为眼胀、眼痛、头痛、视物有双影虚边等自觉症状。

4. 眼球突出

高度近视眼由于眼轴增长，眼球变大，在外观上常呈现眼球向外突出的状态。

(四) 分述小儿近视

中医学认为，小儿用眼过度，同时又缺乏营养物质，导致肝血不足，因肝开窍于目，故肝血不足可导致小儿发育过程中视力下降。一般青少年的近视眼，起初多为"假性近视"，是由于用眼过度、调节紧张而引起的一种功能性近视，如果不及时进行视力矫治，日久会发展成真性近视。

1. 遗传因素

由于"肝开窍于目"，故眼部疾病多与肝有关，小儿先天肝肾之精不足，在眼部可反应为近视、弱视、视物不清等疾病。治疗因遗传因素所致的疾病，应循序渐进，切勿操之过急。

2. 睡眠不足

小儿睡眠不足时，可导致交感与副交感神经功能失去平衡，造成眼睫状肌的调节功能紊乱，从而导致近视眼的发生。故小儿应保证充足的睡眠时间，这样不仅有利于生长发育，也有利于保护视力。

3. 配镜不当

一般青少年的近视眼，起初多为"假性近视"，经休息后可缓解，家长应在正规医院诊治，以防过早配戴近视镜，发展成永久性近视。

4. 用眼不当

在中国，大多数小儿的用眼姿势并不正确，过长时间看电视、玩手机、玩电脑都对视力有较大的影响。长时间的用眼可直接导致眼疲劳，这是小儿近视眼形成的主要原因之一。

（五）灸疗小儿近视

小儿近视与先、后天因素都有一定的关系，故治疗应以肝、脾、肾三脏为主。

基础处方：四白，合谷，曲池，光明，肾纹，肝经，脾经，脊柱。

加减处方：目痛者加阳白；脾胃虚弱者加足三里；先天不足者加肾经；畏寒怕冷者加脊柱。

体位选取：根据所取穴位，操作时小儿取坐位、仰卧位或俯卧位，保持舒适、自然的状态。

1. 灸穴位

（1）灸四白：操作者辅助小儿安静仰卧，充分暴露四白穴，辅助手拇指和食指呈"八"字形撑开，放置于四白穴周围，随时感受施灸部位的温度，并做轻柔的按压以辅助治疗，操作手拇、食、中指持住上端燃着的艾条，对准四白穴处，其余两指伸直或稍屈，根据患儿耐受情况，调整适宜的高度，一起一落，如雀啄食样施灸（称为雀啄灸），每次施灸 3～5 分钟，以局部感觉温暖、舒适，出现红晕时为度。具体操作如图 5-13-2 所示。

（2）灸合谷：操作者辅助小儿安静端坐或侧卧，充分暴露合谷穴，施以雀啄灸，每次施灸约 3 分钟，以局部感觉温暖、舒适，出现红晕时为度。具体操作如图 5 – 13 – 3 所示。

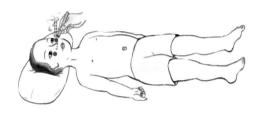

图 5 – 13 – 2　灸四白

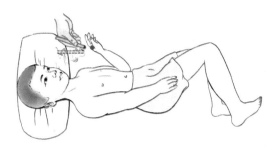

图 5 – 13 – 3　灸合谷

（3）灸曲池：操作者辅助小儿安静端坐或侧卧，充分暴露曲池穴，施以雀啄灸，每次施灸约 3 分钟，以局部感觉温暖、舒适，出现红晕时为度。具体操作如图 5 – 13 – 4 所示。

（4）灸光明：操作者辅助小儿安静端坐或侧卧，充分暴露腿部光明穴，施以雀啄灸，每次施灸约 3 分钟，以局部感觉温暖、舒适，出现红晕时为度。具体操作如图 5 – 13 – 5 所示。

（5）灸足三里：操作者辅助小儿安静端坐或侧卧，充分暴露足三里穴，施以雀啄灸，每次施灸约 3 分钟，以局部感觉温暖、舒适，出现红晕时为度。具体操作如图 5 – 13 – 6 所示。

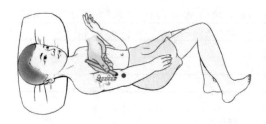

图 5 - 13 - 4　灸曲池

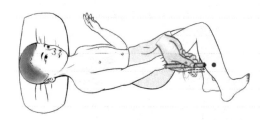

图 5 - 13 - 5　灸光明

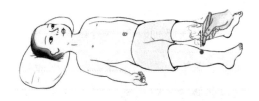

图 5 - 13 - 6　灸足三里

（6）灸阳白：操作者辅助小儿安静端坐或侧卧，充分暴露阳白穴，施以雀啄灸，每次施灸约 3 分钟，以局部感觉温暖、舒适，出现红晕时为度。具体操作如图 5 - 13 - 7 所示。

2. 灸经络

（1）灸肾纹：操作者辅助小儿取坐位，充分暴露手部肾经，辅助手拇指和食指呈"八"字形撑开，放置于待灸部位，随时感受施灸部位的温度，并做轻柔的按压以辅助治疗，操作手拇、食、中指持住上端燃着的艾条，对准施灸部位上方 2～3cm 处，在小指远侧指间关节横纹处，做匀速直线往返移动的温和灸（移动温和灸），艾灸条距皮肤距离不变，仅位置移动，每次施灸约 3 分钟，以局部感觉温暖、舒适，出现红晕时为度。具体操作如图 5－13－8 所示。

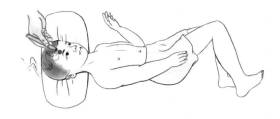

图 5－13－7　灸阳白

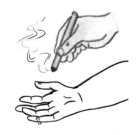

图 5－13－8　灸肾纹

（2）灸脾经：操作者辅助小儿安静端坐，充分暴露手部脾经，循小儿拇指桡侧缘，在指尖与指根之间施以移动温和灸，每次施灸 3～5 分钟，以局部感觉温暖、舒适，出现红晕时为度。具体操作如图 5－13－9 所示。

（3）灸肝经：操作者辅助小儿安静端坐，充分暴露手部肝经，循小儿食指末节螺纹面，在指尖与指根之间做移动温和灸，使艾灸条距皮肤距离不变，仅位置移动，每次施灸 3 ~ 5 分钟，以局部感觉温暖、舒适，出现红晕时为度。具体操作如图 5 - 13 - 10 所示。

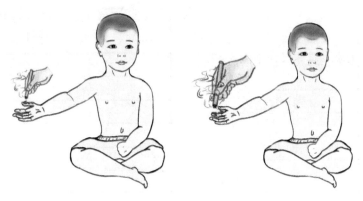

图 5 - 13 - 9　灸脾经　　　　　图 5 - 13 - 10　灸肝经

3. 灸部位

（1）灸脊柱：操作者辅助小儿安静俯卧，充分暴露小儿脊柱，辅助手拇指和食指呈"八"字形撑开，放置于待灸部位周围，随时感受施灸部位的温度，并做轻柔的按压以辅助治疗，操作手拇、食、中指持住上端燃着的艾条，对准施灸部位 2 ~ 3cm 处，沿小儿大椎穴与龟尾穴之间做匀速直线往返移动的温和灸，每次施灸 3 ~ 5 分钟，以局部感觉温暖、舒适，出现红晕时为度。具体操作如图 5 - 13 - 11 所示。

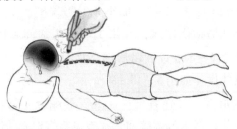

图 5 - 13 - 11　灸脊柱

（六）温馨贴士

1. 起居调护

（1）睡眠充足：保证充足的睡眠时间，逐步养成夜间按时入睡、白天按时起床的作息习惯。

（2）饮食均衡：应多吃富含多种维生素的食物，包括各种蔬菜、动物的肝脏及蛋黄。其中胡萝卜含维生素 B 较多，对眼睛有好处；另外，多吃动物的肝脏可以治疗夜盲。

（3）端正姿势：保持正确的读书、写字姿势，嘱小儿学习时不要趴在桌子上或扭着身体。不要在太暗或者太亮的光线下看书、写字，减轻小儿的负担，保证课间 10 分钟休息，减轻视力疲劳。

（4）适当休息：看书、写字时间不宜过久，持续 30 ~ 40 分钟后要有 10 分钟的休息。眼睛经常眺望远方，多看绿色植物，多做眼保健操。注意手机及电脑等电子设备的使用距离和时间。

（5）积极锻炼：经常到户外活动，多见风日，以增强体质。在打球过程中眼睛须快速追随羽毛球和乒乓球这类灵活性很强的"小球运动"轨迹变化，这对 5 ~ 9 岁小儿的眼球功能完善有意想不到的促进作用。

2. 食疗

（1）葱姜汤

材料：葱白 5 段，生姜 5 片。

制作：共煮水喝。

功效：温中除寒。

主治：小儿近视，脾胃虚寒近视，纳差便溏，腹痛喜温喜按者。

来源：梅玛力等《中医小儿食物保健疗法》。

（2）猪骨干姜汤

材料：猪骨头150g，干姜5g。

制作：同煮汤饮。

功效：温中补虚。

主治：小儿近视，四肢欠温，腹痛喜伏卧者。

来源：朱义国《食疗药膳》。

十四、小儿厌食症

（一）概念

小儿厌食症是以长期的食欲减退、食量减少为主要表现的疾病，是一种慢性消化功能紊乱综合征（图 5 – 14 – 1）。小儿厌食症是小儿常见病、多发病，多见于 1 ~ 6 岁小儿，且有逐年上升的趋势。厌食严重者可出现贫血、营养不良、佝偻病、免疫力低下及反复呼吸道感染等，对小儿营养状态、骨骼发育和智力发育都有不同程度的影响。

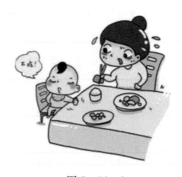

图 5 – 14 – 1

（二）数说小儿厌食

1. 多见于 1 ~ 6 岁小儿。

2. 表现为进食量减少、厌恶进食等。

（三）症解小儿厌食症

1. 若幼儿和年长儿有食欲低下的表现，应特别注意各种不良饮食习惯和情绪等神经精神因素的影响。

2. 小儿厌食症可伴随多种疾病出现，如腹痛、腹泻、腹胀、便秘、便血、呕吐等。

3. 家长的错误教育方式及小儿不良的生活习惯，如爱吃零食，不按时吃饭等，也可导致小儿食欲不振。

（四）分述小儿厌食症

小儿厌食症的病因多种多样，主要归纳为以下几种：

1. 全身性疾病的影响

许多急、慢性感染性疾病都有厌食的表现，其中消化系统疾病尤为明显，如消化性溃疡、急慢性肝炎、急慢性肠炎、长期便秘等都可引起厌食。目前临床医生对胃肠动力不足（功能性消化不良）引起的厌食尤为重视。

2. 药物影响

许多药物都容易引起恶心、呕吐等症状，几乎所有抗生素在长期应用时都会引起肠道菌群紊乱和微生态失衡，造成腹胀、恶心与厌食等。维生素 A 或维生素 D 中毒也有厌食的表现。一些抗癌药物更容易引起厌食症的发生。

3. 微量元素缺乏及某些内泌素不足

微量元素锌缺乏常表现为厌食，某些内泌素如甲状腺素分泌不足、肾上腺皮质激素相对不足也可表现为厌食。

4. 食物过敏

一些小儿对某些食物过敏，表现为进食后胃肠不适、烦躁胸闷，甚至见到颜色、形状及味道相近的非过敏性食物也会拒食。

5. 喂养不当

喂养不当是当前导致小儿厌食最突出的原因，在城市中尤为明显。原因是家庭经济改善，市场小儿食品供应增多，独生子女娇生惯养，家长缺乏科学喂养知识，乱吃零食，过食冷饮，过服一些高蛋白、高糖类食品，导致小儿食欲下降。

6. 气候影响

夏天炎热的气候也是引起厌食的原因。

7. 运动不足

运动不足时，小儿机体消耗减少，代谢减弱，胃肠消化功能得不到强化，从而影响食欲和消化功能。

8. 睡眠不足

小儿睡眠不足不仅影响生长发育，还影响机体免疫力和体力的恢复，从而影响食欲和消化功能。

（五）灸疗小儿厌食症

小儿厌食症的病位在脾胃，治以温阳健脾，消食化滞。

基础处方：中脘，神阙，足三里，脾经，胃经，板门。

加减处方：肚腹胀大者加四缝、公孙；大便酸臭者加天枢；身体虚弱者加气海；畏寒肢冷者加脊柱。

体位选取：根据所取穴位，操作时小儿取坐位、仰卧位或俯卧位，保持舒适、自然的状态。

1. 灸穴位

（1）灸中脘：操作者辅助小儿安静仰卧，充分暴露腹部中脘穴，辅助手拇指和食指呈"八"字形撑开，放置于中脘穴周围随时感受施灸部位的温度，并做轻柔的按压以辅助治疗，操作手拇、食、中指持住艾条，其余两指伸直或稍屈，将艾条点燃的一端对准中脘穴上方，根据患儿耐受情况，调整适宜高度，一起一落，如雀啄食样施灸（称为雀啄灸），每次施灸 3～5 分钟，以局部感觉温暖、舒适，出现红晕时为度。具体操作如图 5–14–2 所示。

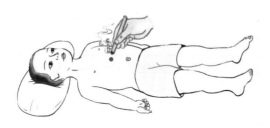

图 5–14–2　灸中脘

（2）灸神阙：操作者辅助小儿安静仰卧，充分暴露脐部，取纯净干燥之细白盐适量，可炒至温热，纳入脐中，使与脐平。如患儿脐部凹陷不明显，可预先在脐周放置一薄姜片圈，再填入食盐。上置艾柱施灸，至小儿稍感烫热，即更换艾柱，每次灸 3 壮。如图 5–14–3 所示。

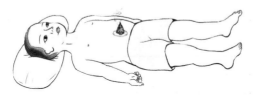

图 5–14–3　灸神阙

（3）灸足三里：操作者辅助小儿安静仰卧，充分暴露足三里穴，施以雀啄灸，每次施灸 3～5 分钟，以局部感觉温暖、舒适，出现红晕时为度。具体操作如图 5–14–4 所示。

（4）灸四缝：操作者辅助小儿安静端坐，充分暴露手部四缝穴，施以雀啄灸，每次施灸 3～5 分钟，以局部感觉温暖、舒适，出现红晕时为度。具体操作如图 5–14–5 所示。

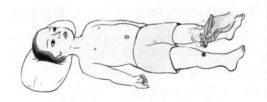

图 5 – 14 – 4　灸足三里

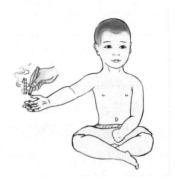

图 5 – 14 – 5　灸四缝

（5）灸公孙：操作者辅助小儿安静仰卧，充分暴露公孙穴，施以雀啄灸，每次施灸 3 ~ 5 分钟，以局部感觉温暖、舒适，出现红晕时为度。具体操作如图 5 – 14 – 6 所示。

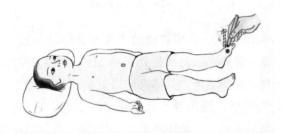

图 5 – 14 – 6　灸公孙

（6）灸天枢：操作者辅助小儿安静仰卧，充分暴露腹部天枢穴，施以雀啄灸，每次施灸3～5分钟，以局部感觉温暖、舒适，出现红晕时为度。具体操作如图5-14-7所示。

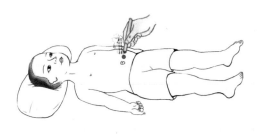

图5-14-7　灸天枢

（7）灸气海：操作者辅助小儿安静仰卧，充分暴露气海穴，施以雀啄灸，每次施灸3～5分钟，以局部感觉温暖、舒适，出现红晕时为度。具体操作如图5-14-8所示。

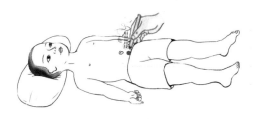

图5-14-8　灸气海

2. 灸经络

（1）灸脾经：操作者辅助小儿安静端坐，充分暴露手部脾经，辅助手拇指和食指呈"八"字形撑开，放置于待灸部位，随时感受施灸部位的温度，并做轻柔的按压以辅助治疗，操作手拇、食、中指持住上端燃着的艾条，对准施灸部位上方

2～3cm 处，循小儿拇指桡侧缘，在指尖与指根之间做匀速直线往返移动的温和灸（移动温和灸），每次施灸 3～5 分钟，以局部感觉温暖、舒适，出现红晕时为度。具体操作如图 5 - 14 - 9 所示。

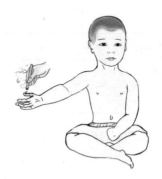

图 5 - 14 - 9　灸脾经

（2）灸胃经：操作者辅助小儿取坐位，充分暴露手部胃经，循小儿大鱼际桡侧缘赤白肉际，在掌根与拇指之间做移动温和灸，每次施灸 3～5 分钟，以局部感觉温暖、舒适，出现红晕时为度。具体操作如图 5 - 14 - 10 所示。

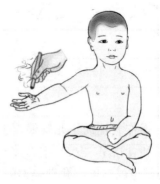

图 5 - 14 - 10　灸胃经

3. 灸部位

灸板门：操作者辅助小儿安静俯卧，充分暴露小儿脊柱，辅助手拇指和食指呈"八"字形撑开，放置于待灸部位随时感受施灸部位的温度，并做轻柔的按压以辅助治疗，操作手拇、食、中指持住上端燃着的艾条，对准施灸部位 2～3cm处，在小儿手掌大鱼际平面回旋施灸，每次施灸 5～8 分钟，以局部感觉温暖、舒适，出现红晕时为度。具体操作如图 5 – 14 – 11 所示。

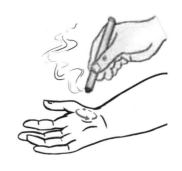

图 5 – 14 – 11　灸板门

（六）温馨贴士

1. 起居调护

（1）合理喂养：4 个月内的婴儿最好采用纯母乳喂养。按顺序合理添加辅食，不要操之过急。

（2）规律饮食：定时进食，每日三餐，中间加两次点心和水果较为适宜；少吃油炸、肥厚和生冷食物，以免增加胃肠负担，影响食欲。饭前饭后不做剧烈活动。

（3）充足睡眠：保证充足的睡眠时间，避免机体疲劳，食欲不振。

（4）补充微量元素：缺锌引起的厌食，可给予口服锌制剂。此外，还可膳食补给，适当食用动物内脏。

2. 环境调护

（1）进食环境适宜：进食的地方固定，不能让小儿边吃边玩，分散吃饭的注意力；父母不要在小儿吃饭时训斥小儿。

（2）保持良好的心态：要保持轻松愉快的进食情绪。

（3）衣着宽松：不可衣着紧束而妨碍气血流通，影响骨骼的生长发育。

（4）加强锻炼：适当增加小儿的活动量，可使胃肠蠕动加快，消化液分泌旺盛，食欲增加，增强胃肠道消化和吸收功能。

3. 食疗

（1）葱姜汤

材料：葱白5段，生姜5片。

制作：共煮水喝。

功效：温中除寒。

主治：小儿厌食，脾胃虚寒厌食，纳差便溏，腹痛喜温喜按者。

来源：梅玛力等《中医小儿食物保健疗法》。

（2）猪骨干姜汤

材料：猪骨头150g，干姜5g。

制作：同煮汤饮。

功效：温中补虚。

主治：小儿厌食，四肢欠温，腹痛喜伏卧者。

来源：朱义国《食疗药膳》。

十五、小儿遗尿症

（一）概念

遗尿症又称非器质性遗尿症或功能性遗尿症，中医又称尿床、遗溲、夜尿症（图5-15-1）。小儿遗尿症通常指5岁及以上的小儿多次发生入睡后无意识排尿，醒后方觉，且清醒状态下则无此现象，也无明显的器质性病因的一种病症，每周达两次以上，并且持续至少6个月，是儿科的一种常见病、多发病。本病病程长、反复难愈，不仅给患儿造成生活上的不便和精神上的痛苦，还容易出现自信心丧失、精神不振、学习成绩不佳等不良表现，极大地影响患儿的身心健康。

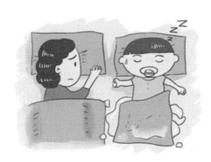

图5-15-1

（二）数说小儿遗尿

1.5~10岁的儿童为多发群体。

2. 每周达两次以上，并且持续至少6个月。

（三）症解小儿遗尿

1. 以夜间遗尿最常见，且男孩多见。

2. 夜间遗尿者约有半数每晚尿床，甚至每晚遗尿2~3次，白天过度活动、兴奋、疲劳或躯体疾病后，往往遗尿次数增多，日间遗尿较少见。

3. 遗尿患儿常常伴夜惊、梦游、多动或其他行为障碍。

（四）分述小儿遗尿

中医学认为，小儿遗尿多由先天禀赋不足，脾肺气虚，或病后体弱以致肾气不足、下元虚冷、固摄无权所致。西医学认为，膀胱排尿功能受大脑皮层控制，大脑皮质解除对脊髓排尿中枢的抑制，兴奋膀胱逼尿肌收缩排尿。因此小儿遗尿可能和以下因素有关：

1. 遗传因素

若父母双方都曾为遗尿患儿，他们的小儿便有 3/4 的概率尿床；若父母一方曾为遗尿患儿，他们的小儿有 1/2 的概率患病。

2. 发育迟缓

由于膀胱的夜间控制能力发育迟缓，夜遗尿患儿随年龄的增长，症状或许有所改善，从而停止尿床；但停止夜遗尿可能需要几年的时间，甚至有 1% 的人进入青春期后还继续尿床。

3. 功能缺陷

抗利尿激素（ADH）是一种由人体自然产生并可减少尿液量的激素。有 20% ~ 30% 的夜遗尿小儿在睡眠中，身体不能产生足够的 ADH。

4. 疾病因素

蛲虫症（虫体对尿道口的刺激）、尿路感染、肾脏疾患、尿道口局部炎症、脊柱裂、脊髓损伤、骶部神经功能障碍、癫痫、大脑发育不全、膀胱容积过小等均可引起遗尿，但只占很小的比例。绝大多数小儿的尿床与精神因素、卫生习惯、环境因素等有关。

5. 习惯影响

部分患儿没有受到排尿训练，如长期使用尿布，父母夜间不唤醒小儿，甚至有些父母在小儿躺在床上睡眠时帮他们排尿，造成小儿睡眠中排尿的习惯，久之容易发生夜间尿床。

（五）灸疗小儿遗尿

本病多因脾肺气虚，下元虚冷所致，治疗以补益脾、肺、肾三脏为主。

基础处方：关元，中极，照海，三阴交，七节骨。

加减处方：下元虚寒者加命门、肾俞、气海；肺脾气虚者加足三里、膀胱俞、气海；肝经湿热者加太冲、行间、肝俞。

体位选取：根据所取穴位，操作时小儿取坐位或仰卧位或俯卧位，保持舒适自然的状态。

1. 灸穴位

（1）灸关元：操作者辅助小儿安静仰卧，充分暴露腹部关元穴，辅助手拇指和食指呈"八"字形撑开，放置于关元穴周围随时感受施灸部位的温度，并做轻柔的按压以辅助治疗，操作手拇、食、中指持住上端燃着的艾条，对准关元穴处，其余两指伸直或稍屈，根据患儿耐受情况，调整适宜的高度，一起一落，如雀啄食样施灸（称为雀啄灸），每次施灸3~5分钟，以局部感觉温暖、舒适，出现红晕时为度。具体操作如图5-15-2所示。

（2）灸中极：操作者辅助小儿安静仰卧，充分暴露中极穴，施以雀啄灸，每次施灸3~5分钟，以局部感觉温暖、舒适，出现红晕时为度。具体操作如图5-15-3所示。

（3）灸照海：操作者辅助小儿安静仰卧，充分暴露照海穴，施以雀啄灸，每次施灸3~5分钟，以局部感觉温暖、舒适，出现红晕时为度。具体操作如图5-15-4所示。

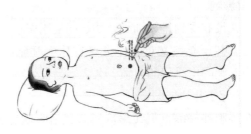

图 5 – 15 – 2　灸关元穴

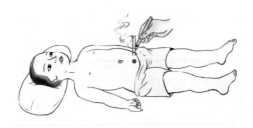

图 5 – 15 – 3　灸中极

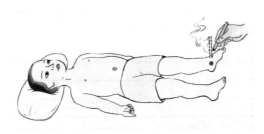

图 5 – 15 – 4　灸照海

（4）灸三阴交：操作者辅助小儿安静端坐或仰卧，充分暴露三阴交穴，辅助手拇指和食指呈"八"字形撑开，施以雀啄灸，每次施灸 1 ~ 3 分钟，以局部感觉温暖、舒适，出现红晕时为度。具体操作如图 5 – 15 – 5 所示。

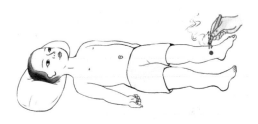

图 5 – 15 – 5　灸三阴交

2. 灸经络

（1）灸腹部任脉：操作者辅助小儿安静仰卧，充分暴露腹部任脉气海穴至中极穴的经脉线，辅助手拇指和食指呈"八"字形撑开，放置于待灸部位随时感受施灸部位的温度，并做轻柔的按压以辅助治疗，操作手拇、食、中指持住上端燃着的艾条，对准施灸部位 2 ~ 3cm 处，沿腹部任脉气海穴至中极穴的经脉线，做匀速直线往返移动的温和灸（称为移动温和灸），艾灸条距皮肤的距离不变，仅位置移动，每次施灸 3 ~ 5分钟，以局部感觉温暖、舒适，出现红晕时为度。具体操作如图 5 – 15 – 6 所示。

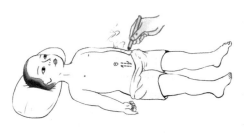

图 5 – 15 – 6　灸腹部任脉

（2）灸背部督脉：操作者辅助小儿安静俯卧，充分暴露背部督脉命门穴到至阳穴的经脉线，沿督脉命门穴到至阳穴经脉线，做匀速移动的温和灸，每次施灸 3 ~ 5 分钟，以局部感觉温暖、舒适，出现红晕时为度。具体操作如图 5 – 15 – 7 所示。

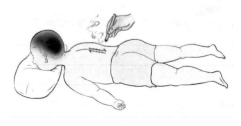

图 5 – 15 – 7　灸背部督脉

（3）灸七节骨：操作者辅助小儿安静俯卧，充分暴露自第二腰椎至尾椎骨端经脉线，沿第二腰椎至尾椎骨端呈一直线，做匀速移动的温和灸，每次施灸 3 ~ 5 分钟，以局部感觉温暖、舒适，出现红晕时为度。具体操作如图 5 – 15 – 8 所示。

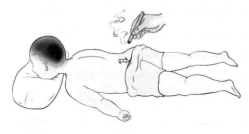

图 5 – 15 – 8　灸七节骨

（4）灸踝部肾经：操作者辅助小儿安静仰卧，充分暴露踝部肾经复溜穴到照海穴的经脉线，沿肾经复溜穴到照海穴的经脉线，做匀速移动的温和灸，每次施灸 3 ~ 5 分钟，以局部感觉温暖、舒适，出现红晕时为度。具体操作如图 5 – 15 – 9 所示。

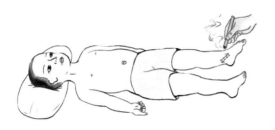

图 5 – 15 – 9   灸踝部肾经

3. 灸部位

灸命门周围：操作者辅助小儿安静俯卧，充分暴露命门穴周围，辅助手拇指和食指呈"八"字形撑开，放置于待灸部位随时感受施灸部位的温度，并做轻柔的按压以辅助治疗，操作手拇、食、中指持住上端燃着的艾条，对准施灸部位 2 ~ 3cm 处，即以命门穴为中心在周围以此距离作平行圆周往复的回旋灸，每次施灸 5 ~ 8 分钟，以局部感觉温暖、舒适，出现红晕时为度。具体操作如图 5 – 15 – 10 所示。

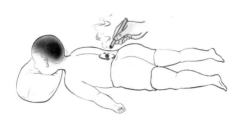

图 5 – 15 – 10   灸命门周围

此艾灸治疗中，每隔一日中午或者睡前 1 次，1 周 1 个疗程。急性病者见效较快，灸至痊愈即可；慢性病者以保健为主，逐渐增强体质，宜连续应用 2 ~ 3 个疗程。

（六）温馨贴士

1. 起居调护

（1）定时训练：在小儿以往晚间经常尿床的时间，提前半小时用闹钟结合人为叫醒，让其在室内来回走动，或者用冷水洗脸，使小儿在神志清醒状态下把尿排尽，目的也是有助于建立条件反射。

（2）饮食规律：定时进食，每天三餐饭，中间加两次点心和水果较为适宜，睡前少喝水。

（3）作息规律：养成良好的作息规律和卫生习惯，避免过度疲劳，掌握尿床时间和规律，夜间用闹钟唤醒后排尿。

（4）补充微量元素：缺锌引起的遗尿，可给予口服锌制剂。此外，还可膳食补给，多吃动物性食品。

2. 环境调护

（1）及时清洁：督促小儿自己排空残余尿、擦干局部、更换内裤及干床处理。

（2）心态调整：帮助小儿保持轻松愉快的情绪，不要因为尿床训斥小儿，造成心理负担。

（3）衣着宽松：不可穿着过紧而妨碍气血流通，影响小儿骨骼的生长发育。

（4）加强锻炼：适当增加小儿的户外活动量，以增强小儿体质。

3. 食疗

（1）菟丝子芡实猪肚汤

材料：菟丝子108g，芡实10g，猪小肚1~2个。

制作：武火煮沸、文火煲1h，取汤调味。

功效：温补肾阳，固涩小便。

主治：小儿遗尿。

来源：林泽湖. 小儿遗尿的食疗 ［J］. 中药材，2001
（08）：622 - 623.

（2）盐煨猪腰

材料：粗盐 500g，新鲜猪腰 1 个。

制作：用蹢纸包裹，后将粗盐放入锅内炒热，把包裹好的
猪腰埋入粗盐内，继续加热至猪腰熟透，取出，去纸食肉。

功效：温补肾阳，缩尿。

主治：小儿遗尿，四肢欠温，腹痛喜伏卧者。

来源：林泽湖. 小儿遗尿的食疗 ［J］. 中药材，2001
（08）：622 - 623.

十六、小儿手足心热症

（一）概念

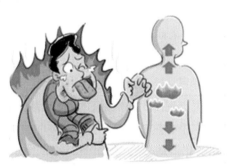

图 5 - 16 - 1

　　小儿手足心热症小儿手足心热症是指小儿手心、足心于夜
间睡觉时有发热的感觉，常需将手脚放在被子外面方可入睡的
一种病症（图 5 - 16 - 1）。此病症见于《丹溪心法·发热》，
多由阴虚内热或火热内郁所致。《灵枢·经脉》中提到，小儿
手足心热是手三阴经所生之病症，如心包经所生病诸症中均可

有掌中热；《素问·刺热》提示，小儿手足心热是肾阴虚的见症，临床常见的手心热或五心烦热、足心感觉发热，多是由肾虚所致。

（二）数说小儿手足心热症

1. 各个年龄小儿皆可发病。

2. 严重者每晚入睡都会出现手足心热症。

（三）症解小儿手足心热症

1. 原发性手足心热占大多数，其中尤以夜间手足心热最常见。

2. 夜间手足心热者，约有半数伴有每晚尿床的情况。

3. 白天过度活动、兴奋、疲劳或躯体疾病后可导致手足心热的次数增多，日间手足心热较少见。

4. 手足心热的小儿常伴夜惊、梦游、多动或其他行为障碍。

（四）分述小儿手足心热症

小儿手足心热常见因素为喂养不当。小儿由于脾胃虚弱，饮食不节，引起脾胃功能失常，消化功能紊乱而食积。由食积引起的脾胃内伤可出现手足心热症，多表现为食欲不振，两颧潮红，腹胀嗳气，手心热，手背不热。

（五）灸疗小儿手足心热

本病多因小儿阴虚火旺，阴阳失和，或脾胃虚弱，食积阻滞，日久化热所致，故治疗重在滋阴清热，健脾消食。

基础处方：关元，三阴交，脾俞，肾俞，膀胱俞，肝经。

加减处方：阴虚者加任脉；阳虚者加督脉。

体位选取：根据所取穴位，操作时小儿取仰卧位或俯卧位或坐位，保持舒适自然的状态。

1. 灸穴位

（1）灸关元：操作者辅助小儿安静仰卧，充分暴露关元穴，辅助手拇指和食指呈"八"字形撑开，放置于关元穴周围随时感受施灸部位的温度，并做轻柔的按压以辅助治疗，操作手拇、食、中指持住上端燃着的艾条，对准关元穴处，其余两指伸直或稍屈，根据患儿耐受情况，一起一落，如雀啄食样施灸（称为雀啄灸），每次施灸 3～5 分钟，以局部感觉温暖、舒适，出现红晕时为度。具体操作如图 5-16-2 所示。

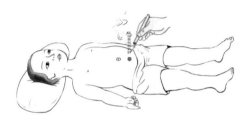

图 5-16-2　灸关元穴

（2）灸三阴交：操作者辅助小儿安静仰卧，充分暴露三阴交穴，施以雀啄灸，每次施灸 3～5 分钟，以局部感觉温暖、舒适，出现红晕时为度。具体操作如图 5-16-3 所示。

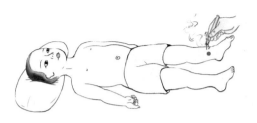

图 5-16-3　灸三阴交

（3）灸脾俞：操作者辅助小儿安静俯卧，充分暴露脾俞穴，施以雀啄灸，每次施灸 3 ~ 5 分钟，以局部感觉温暖、舒适，出现红晕时为度。具体操作如图 5 - 16 - 4 所示。

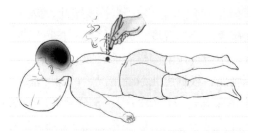

图 5 - 16 - 4　灸脾俞

（4）灸肾俞：操作者辅助小儿安静俯卧，充分暴露肾俞穴，施以雀啄灸，每次施灸 3 ~ 5 分钟，以局部感觉温暖、舒适，出现红晕时为度。具体操作如图 5 - 16 - 5 所示。

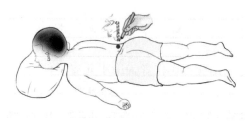

图 5 - 16 - 5　灸肾俞

（5）灸膀胱俞：操作者辅助小儿安静俯卧，充分暴露膀胱俞穴，施以雀啄灸，每次施灸 3 ~ 5 分钟，以局部感觉温暖、舒适，出现红晕时为度。具体操作如图 5 - 16 - 6 所示。

2. 灸经络

（1）灸肝经：操作者辅助小儿安静端坐或仰卧，充分暴露食指末节螺纹面或食指掌面，辅助手拇指和食指呈 "八" 字形撑开，放置于待灸部位随时感受施灸部位的温度，并做轻

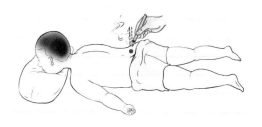

图 5 - 16 - 6 灸膀胱俞

柔的按压以辅助治疗，操作手拇、食、中指持住上端燃着的艾条，对准施灸部位 2 ~ 3cm 处，沿食指指尖至指根呈一直线，做匀速直线往返移动的温和灸（称为移动温和灸），艾灸条距皮肤的距离不变，仅位置移动，每次施灸 3 ~ 5 分钟，以局部感觉温暖、舒适，出现红晕时为度。具体操作如图 5 - 16 - 7 所示。

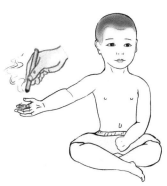

图 5 - 16 - 7 灸肝经

（2）灸背部督脉：操作者辅助小儿安静俯卧，充分暴露背部督脉命门穴到至阳穴的经脉线，沿督脉命门穴到至阳穴的经脉线，做匀速移动温和灸，艾灸条距皮肤距离不变，仅位置移动，每次施灸 3 ~ 5 分钟，以局部感觉温暖、舒适，出现红晕时为度。具体操作如图 5 - 16 - 8 所示。

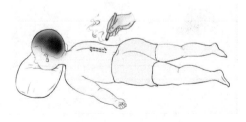

图 5 - 16 - 8　灸背部督脉

（3）灸踝部肾经：操作者辅助小儿安静仰卧，充分暴露踝部肾经复溜穴到照海穴的经脉线，沿肾经复溜穴到照海穴的经脉线，做匀速移动温和灸，艾灸条距皮肤的距离不变，仅位置移动，每次施灸 3 ~ 5 分钟，以局部感觉温暖、舒适，出现红晕时为度。具体操作如图 5 - 16 - 9 所示。

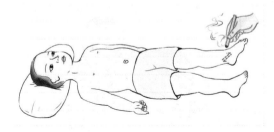

图 5 - 16 - 9　灸踝部肾经

3. 灸部位

灸三阴交周围：操作者辅助小儿安静仰卧，充分暴露三阴交穴周围，辅助手拇指和食指呈"八"字形撑开，放置于待灸部位随时感受施灸部位的温度，并做轻柔的按压以辅助治疗，操作手拇、食、中指持住上端燃着的艾条，对准施灸部位 2 ~ 3cm 处，以三阴交穴为中心在周围以此距离作平行圆周往复的回旋灸，每次施灸 5 ~ 8 分钟，以局部感觉温暖、舒适，出现红晕时为度。具体操作如图5－16－10所示。

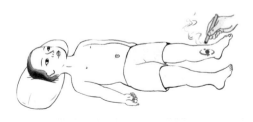

图5－16－10　灸三阴交周围

（六）温馨贴士

1. 起居调护

（1）饮食规律：定时进食，每天三餐饭，中间加两次点心和水果较为适宜。

（2）作息规律：养成良好的作息和卫生习惯，避免过度疲劳。

（3）补充微量元素：还可膳食补给，多吃蔬菜瓜果。

2. 环境调护

（1）空气流通：保障小儿所处环境的空气流通、湿度适宜。

（2）衣着宽松：不可紧束而妨碍气血流通，影响骨骼的生长发育。

（3）加强锻炼：适当增加小儿的户外活动量，以增强体质。

3. 食疗

（1）赤小豆甜饮

材料：赤小豆，白糖适量。

制作：赤小豆加水煮烂后酌加糖，代茶饮。

功效：清心热安神。

主治：小儿心热，夜卧不宁，多梦易惊，口干多饮者。

来源：夏翔《家庭食养食补食疗全书》。

（2）冰糖百合

材料：百合30g，冰糖适量。

制作：共煮熟，服食。

功效：宁心安神。

主治：小儿夜眠不安，惊惕易醒，盗汗者。

来源：路新国等《中国饮食保健学》。

十七、小儿流涎症

（一）概念

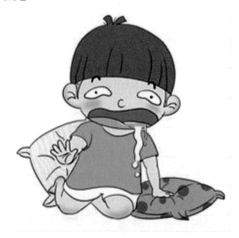

图 5 – 17 – 1

小儿流涎又称滞颐，俗称流口水，是指小儿口涎不自觉地从口内流溢出来的病症，多见于 3 岁以下的婴幼儿（图 5 – 17 – 1）。中医学认为，本病主要是由于脾胃虚寒、脾胃积热、心脾郁热及脾胃气虚不能运化、收摄津液所致。常见症状为小儿涎液增多，自动流出口外；由于长期流出口水，致使口腔周围潮红，甚至发生糜烂，尤其以两侧的口角为明显。本病常因口咽黏膜炎症、面神经麻痹、延髓麻痹、脑炎后遗症或呆小症等神经系统疾病所致。

（二）数说小儿流涎症

1. 小儿流涎多见于1岁左右的婴儿。

2. 小儿流涎持续时间较长，最长者可达半年以上。

（三）症解小儿流涎症

1. 一般来讲，1岁以内的婴幼儿因口腔容积小，唾液分泌量大，加之出牙对牙龈的刺激，大多都会流口水。

2. 随着生长发育，小儿在1岁左右流口水的现象就会逐渐消失，如果到了2岁以后小儿还在流口水，就可能是异常现象，如脑瘫、先天性痴呆等。

3. 小儿患口腔溃疡或脾胃虚弱，也会流涎不止。

（四）分述小儿流涎症

中医学认为，涎为脾之液，脾肾阳虚，失于调摄，故而流涎，且流涎的患儿常伴有消化不良的症状，主要因脾胃积热或脾胃虚寒所致。《寿世保元》中记载"一论滞颐，乃涎流出而溃于颐间也。涎者脾之液，脾胃虚冷，故涎自流，不能收约，法当温脾为主"；《太平圣惠方》载"夫小儿多涎者，风热壅结，在于脾脏积聚成涎也"。西医学认为，小儿流涎多因神经或内分泌系统发育不良所致。综上所述，小儿流涎由以下因素导致。

1. 先天因素

一些先天性疾病，如三体综合征、先天性甲状腺功能减低症等，会出现流涎的症状，同时伴有智能低下、反应迟钝、目光呆滞、哭闹无常、舌头伸出口外等表现。这是因为支配唾液腺的交感、吞咽神经的中枢神经受损，所以导致流涎。

2. 喂养不当

部分母亲认为，母乳喂养的时间越长越好，将母乳喂养延长至 1 岁以后，甚至在断奶以后再添加辅食，这种做法是错误的，并且不利于小儿脾胃的正常发育。中医学认为"涎为脾之液，脾胃虚弱，失于调摄，故而流涎"，且流涎者常伴有消化不良的症状。

3. 人为因素

部分小儿的父母及其亲友出于喜爱，经常捏压小儿的面颊部，这种做法容易造成腮腺的机械性损伤，导致唾液的分泌量远远超过正常小儿，从而导致流涎。

4. 疾病因素

（1）口腔疾病：很多口腔炎症如卡他性口炎、细菌感染性口炎、疱疹病毒引起的口炎等，均可刺激唾液腺分泌旺盛而导致流涎。

（2）神经系统疾病：唾液腺由交感神经和舌咽神经支配，主管交感神经和舌咽神经的神经中枢在丘脑，因此丘脑的损伤和病变都会导致流涎，如一氧化碳中毒、脑炎等；面神经麻痹的小儿由于局部神经功能减退或消失，影响到唾液腺的分泌调节能力，也会导致流涎。

（五）灸疗小儿流涎

本病多因脾气虚弱，失于固摄，故治以温补脾阳，清泻脾热为主。

基础处方：颊车，合谷，足三里，涌泉，三阴交，脾经，肾经。

加减处方：脾胃虚弱者加脾经；阳气不足者加督脉，命门周围。

体位选取：根据所取穴位，操作时小儿取坐位或仰卧位或侧卧位，保持舒适自然的状态。

1. 灸穴位

（1）灸颊车：操作者用辅助手小指、无名指、中指使小儿头部处于侧倾状态，充分暴露颊车穴，拇指和食指呈"八"字形撑开，放置于颊车穴位周围；操作手拇、食、中指持住燃着的艾条，其余两指伸直或稍屈，将艾条置于施灸部位的上方，一起一落，如雀啄食样施灸（称为雀啄灸），每次施灸3~5分钟，以局部感觉温暖、舒适，出现红晕时为度。具体操作如图 5 – 17 – 2 所示。

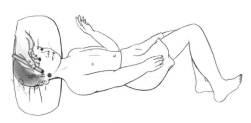

图 5 – 17 – 2　灸颊车

（2）灸合谷：操作者辅助小儿取坐位或仰卧位，辅助手小指、无名指、中指握持小儿被灸部位的手指，充分暴露合谷穴，拇指和食指呈"八"字形撑开，放置于待灸穴位周围，操作手拇、食、中指持住燃着的艾条，其余两指伸直或稍屈，将艾条置于合谷穴上方，根据小儿耐受情况，调整适宜的高度，一起一落，如雀啄食样施灸（称为雀啄灸），每次施灸3~5分钟，以局部感觉温暖、舒适，出现红晕时为度。具体操作如图 5 – 17 – 3 所示。

（3）灸足三里：操作者辅助小儿取坐位或仰卧位，充分暴露足三里穴，辅助手拇指和食指呈"八"字形撑开，放置

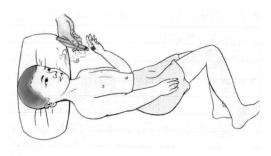

图 5 - 17 - 3　灸合谷

于待灸穴位周围，操作手拇、食、中指持住上端燃着的艾条，其余两指伸直或稍屈，将艾条置于足三里穴上方，根据患儿耐受情况，调整适宜的高度，一起一落，如雀啄食样施灸（称为雀啄灸），每次施灸 3～5 分钟，以局部感觉温暖、舒适，出现红晕时为度。具体操作如图 5 - 17 - 4 所示。

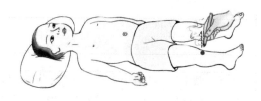

图 5 - 17 - 4　灸足三里

（4）灸涌泉：操作者辅助小儿取仰卧位，充分暴露涌泉穴，施以雀啄灸，每次施灸 3～5 分钟，以局部感觉温暖、舒适，出现红晕时为度。具体操作如图 5 - 17 - 5 所示。

（5）灸三阴交：操作者辅助小儿安静端坐或仰卧，充分暴露三阴交穴，施以雀啄灸，每次施灸 3～5 分钟，以局部感觉温暖、舒适，出现红晕时为度。具体操作如图 5 - 17 - 6 所示。

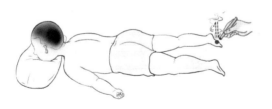

图 5 – 17 – 5　灸涌泉

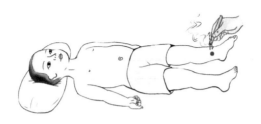

图 5 – 17 – 6　灸三阴交

2. 灸经络

（1）灸背部督脉：操作者辅助小儿安静俯卧，充分暴露背部督脉命门穴到至阳穴的经脉线，辅助手拇指和食指呈"八"字形撑开，放置于待灸部位周围，随时感受施灸部位的温度变化，并做轻柔的按压以辅助治疗，操作手拇、食、中指持住上端燃着的艾条，对准施灸部位 2～3cm 处，沿肾经复溜穴到照海穴的经脉线，做匀速直线往返移动的温和灸（称为移动温和灸），艾灸条距皮肤距离不变，仅位置移动，每次施灸 3～5 分钟，以局部感觉温暖、舒适，出现红晕时为度。具体操作如图 5 – 17 – 7 所示。

（2）灸踝部脾经：操作者辅助小儿安静仰卧，充分暴露踝部脾经太白穴到三阴交穴的经脉线，沿该经脉线做匀速移动的温和灸，每次施灸 3～5 分钟，以局部感觉温暖、舒适，出现红晕时为度。具体操作如图5-17-8所示。

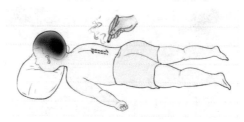

图5-17-7　灸背部督脉

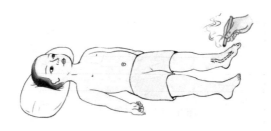

图5-17-8　灸踝部脾经

（3）灸肾经：操作者辅助小儿安静端坐或仰卧，充分暴露小指末节螺纹面或小指掌面稍偏尺侧处，沿小指指尖至指根呈一直线，做匀速移动的温和灸，每次施灸3~5分钟，以局部感觉温暖、舒适，出现红晕时为度。具体操作如图5-17-9所示。

3. 灸部位

灸命门周围：操作者辅助小儿安静俯卧，充分暴露命门穴周围，辅助手拇指和食指呈"八"字形撑开，放置于待灸部位的周围，随时感受施灸部位的温度变化，并做轻柔的按压以辅助治疗，操作手拇、食、中指持住上端燃着的艾条，对准施灸部位2~3cm处，以命门穴为中心，以3寸为半径，作平行圆周往复的回旋灸，灸时3分钟左右，以局部感觉温暖、舒适，出现红晕时为度。具体操作如图 5 – 17 – 10 所示。

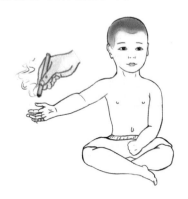

图 5 – 17 – 9　灸肾经

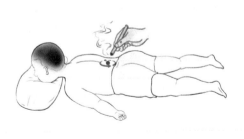

图 5 – 17 – 10　灸命门周围

（六）温馨贴士

1. 起居调护

（1）保持卫生：培养小儿良好的卫生习惯，注意口腔清洁。

（2）积极治疗：由丘脑损伤和病变、面神经麻痹、脑炎后遗症等引起流涎的原发病，必须结合医生的建议积极治疗。

（3）作息规律：养成良好的作息习惯，避免熬夜、过度疲劳。

2. 环境调护

（1）保持室内清洁：及时打扫室内卫生，开窗使室内空气流通，营造舒适的生活环境。

（2）保持良好心态：帮助小儿保持轻松愉快的情绪，避免因小儿流涎导致衣服脏而训斥小儿，造成心理负担。

（3）加强锻炼：适当增加小儿户外活动量，多见风日，增强体质。

（三）食疗

（1）摄涎饼

材料：炒白术 20～30g，益智仁 20～30g，鲜生姜 50g，白糖 50g，白面粉适量。

制作：先炒白术、益智仁同研细末；把生姜洗净捣烂绞汁；再将药末同白面粉、白糖和匀，加入姜汁和清水和匀，做成小饼 15～20 块，入锅内，如常法烙熟，备用。

早晚 2 次，每次 1 块，嚼食，连用 7～10 天。

功效：健脾摄涎。

主治：小儿流涎。

来源：保健百科。

（2）益智粥

材料：益智仁 30～50g，白茯苓 30～50g，大米 30～50g。

制作：先将益智仁同白茯苓烘干研为细末；将大米淘净后煮成稀薄粥，待粥将熟时每次调入药粉 3～5g，稍煮即可；也可用米汤调药粉 3～5g 稍煮。每日早晚 2 次，每次趁热服食，连用 5～7 天。

功效：益脾，暖肾，固气。

主治：小儿遗尿，用于小儿流涎。

来源：保健百科。

附　录

附录一　小儿艾灸穴位速查表

字母检索	序号	穴位	定位	主治
B	1	百虫	在膝上内侧肌肉丰厚处，当髌骨内上缘2.5寸处	小儿四肢抽搐、下肢痿躄不用等
	2	百会	两耳尖的连线与正中线的交汇点	头痛、眩晕、健忘、不寐
	3	板门	手掌大鱼际平面	小儿乳食停积，食欲不振，或嗳气、腹胀、腹泻、呕吐等
C	4	承浆	面部颏唇沟正中凹陷处	口㖞、齿龈肿痛、流涎、癫狂
	5	承泣	瞳孔直下，眼球与眶下缘之间	眼睑润动、目赤肿痛、夜盲、口眼㖞斜、迎风流泪
	6	尺泽	肘横纹中，肱二头肌腱桡侧凹陷处	咳嗽、气喘、痰多、咽喉肿痛、咽炎、百日咳、肺炎
D	7	膻中	平第4肋间隙，两乳头连线的中点	咳嗽、气喘、胸痛、心悸、噎膈
	8	大肠	食指桡侧缘，自食指尖至虎口呈一直线	小儿腹泻、肠鸣、食积等
	9	大横	脐中旁开4寸	腹痛、腹泻、大便秘结
	10	大椎	背部后正中线，第7颈椎棘突下凹陷处	热病、咳嗽、癫痫、腰脊强痛、风疹、头痛项强、肩背痛
	11	地仓	口角外侧约0.4寸，上直对瞳孔	口眼㖞斜、口角痉挛、齿痛、流涎

续表

字母检索	序号	穴位	定位	主治
D	12	定喘	第 7 颈椎棘突下，旁开 0.5 寸	哮喘、咳嗽、落枕、肩背痛
	13	肚角	脐下 2 寸（石门），旁开 2 寸之大筋	小儿寒性腹痛、伤食腹痛等
E	14	二人上马	手背无名指与小指掌指关节后陷中	小儿阴虚阳亢、潮热烦躁、牙痛、小便赤涩淋沥等
F	15	肺经	无名指末节螺纹面或无名指掌面，由指尖至指根呈一直线	小儿虚性咳喘、遗尿、自汗、盗汗等虚证，及脏热喘咳，感冒发热，便秘等实证
	16	肺俞	第 3 胸椎棘突下，旁开 1.5 寸	咳嗽、气喘、胸满、背痛、潮热、盗汗、吐血、鼻塞
	17	风门	第 2 胸椎棘突下，旁开 1.5 寸	感冒、咳嗽、发热、头痛、项痛、胸背痛、荨麻疹、遗尿
G	18	肝经	食指末节螺纹面或食指掌面，由指尖至指根呈一直线	小儿惊风、抽搐、烦躁不安、五心烦热等实证
	19	肝俞	第 9 胸椎棘突下，旁开 1.5 寸	黄疸、胁痛、目赤、目视不明、癫证、背痛、眩晕
	20	公孙	第一跖骨基底部前下方，赤白肉际处	胃痛、呕吐、饮食不化、腹痛、痢疾、泻泄、心烦失眠、嗜卧
	21	关元	前正中线，脐下 3 寸	遗尿、小便频数、尿闭、泄泻、腹痛
	22	光明	外踝尖上 5 寸，腓骨前缘	目痛、夜盲、下肢痿痹
	23	龟尾	在尾椎骨端，属督脉	小儿泄泻、便秘、脱肛、遗尿等
H	24	合谷	手背第 1、2 掌骨间，第 2 掌骨桡侧的中点	头痛、齿痛、目赤肿痛、咽喉肿痛、失音、无汗、多汗、发热恶寒、口眼㖞斜、腹痛
	25	后溪	第 5 掌指关节后，掌指横纹赤白肉际处	头项强痛、耳聋、癫狂、目赤、目眩、咽喉肿痛

续表

字母检索	序号	穴位	定位	主治
	26	合谷	手背第 1、2 掌骨之间，近第 2 掌骨中点的桡侧	小儿发热无汗、头痛、项强、面瘫、口噤、便秘、呕吐、嗳气呃逆、鼻衄等
J	27	脊柱（脊）	在后正中线，自第一胸椎至尾椎端呈一直线	小儿发热、惊风、夜啼、疳积、腹泻、腹痛、呕吐、便秘等
	28	颊车	咀嚼时咬肌隆起最高点	口眼㖞斜、颊肿、齿痛、牙关紧闭、面肌痉挛
	29	睛明	目内眦角稍上方凹陷处	目赤肿痛、迎风流泪、近视、夜盲、色盲、目翳、目视不明
L	30	劳宫	握拳屈指时中指指尖处	心痛、呕吐、癫狂病、口疮、口臭
	31	列缺	腕横纹上 1.5 寸，肱桡肌与拇长展肌腱之间	咳嗽、气喘、头痛、齿痛、颈椎病、腕关节周围软组织疾病
	32	六腑	前臂尺侧，自阴池至肘呈一直线	小儿口舌生疮、潮热、夜啼等实热病证
	33	螺蛳骨	屈肘，掌心向胸，尺骨小头桡侧缘骨缝中	小儿消化不良、潮热、惊悸等
M	34	命门	腰部后正中线，第 2 腰椎棘突下凹陷处	遗尿、尿频、腰脊强痛、泄泻
N	35	内八卦	以掌心为圆心，从圆心至中指根横纹的 2/3 处为半径所作的圆周，八卦穴即在此圆周上	小儿咳嗽气喘、痰结喘嗽、胸闷气短、乳食内伤、腹胀、呕吐及纳呆等
	36	内庭	足背第 2、3 脚趾间赤白肉际处	上齿痛、鼻衄、腹痛、腹胀、泄泻、足背肿痛、痢疾
P	37	膀胱俞	骶正中脊旁 1.5 寸，平第 2 骶后孔	遗尿、小便不利、泄泻、腰骶部疼痛

字母检索	序号	穴位	定位	主治
	38	脾经	拇指末节螺纹面或拇指桡侧缘，由指尖至指根呈一直线	小儿食欲不振、肌肉消瘦、消化不良、皮肤发黄、恶心呕吐、腹痛泻痢、食积、饮食停滞、胃脘痞闷、吞酸纳呆
	39	脾俞	第11胸椎棘突下，旁开1.5寸	腹胀、泄泻、呕吐、胃痛、消化不良、水肿
Q	40	七节骨	从第4腰椎至尾椎骨端呈一直线；又说自第2腰椎至尾椎骨端呈一直线	小儿虚寒腹泻或久痢等
	41	气海	前正中线，脐下1.5寸	腹痛、泄泻、便秘、遗尿
	42	曲池	肘横纹外侧端与肱骨外上髁连线的中点	热病、风疹、手臂肿痛无力、齿痛、咽喉肿痛、目赤痛、腹痛吐泻、高血压
S	43	三阴交	内踝尖上3寸，胫骨内侧面后缘	足痿痹痛、腹痛、湿疹、荨麻疹、水肿、小便不利、腹胀、失眠、疝气、遗尿
	44	上星	前发际正中直上1寸	头痛、目痛、鼻渊、鼻衄、热病
	45	少府	第4、5掌骨之间，握拳时，当小指尖所指处	心悸、心痛、阴痒、阴痛、痈疡、手小指挛痛
	46	少商	拇指末节桡侧，距指甲角0.1寸	咽喉肿痛、昏迷、中暑呕吐、咳嗽、小儿惊风、鼻衄
	47	神门	腕横纹尺侧端，尺侧腕屈肌腱的桡侧凹陷处	心痛、心烦、惊悸怔忡、头痛、眩晕、目黄胁痛、掌中热、失音
	48	神阙	肚脐中央	腹痛、泄泻、脱肛、水肿、虚脱
	49	肾经	小指末节螺纹面或小指掌面稍偏尺侧，由指尖至指根呈一直线	小儿先天不足、久病体虚、肾虚久泻、多尿、遗尿、虚汗、喘息等虚证，及膀胱蕴热、小便赤涩、腹泻等实证

字母检索	序号	穴位	定位	主治
	50	肾纹	手掌面，小指远侧指间关节横纹处	小儿目赤肿痛、口舌生疮、弄舌、高热等
	51	肾俞	第2腰椎棘突下，旁开1.5寸	耳鸣、耳聋、小便不利、水肿、遗尿、喘咳少气
	52	丝竹空	眉梢尾端凹陷处	头痛、目赤肿痛、眼睑瞤动、齿痛
	53	四白	瞳孔直下，眶下孔凹陷处	目赤痛痒、目翳、头面疼痛、眼睑瞤动、迎风流泪、口眼㖞斜
	54	四缝	在第2至5指掌侧近端指间关节的中央，一侧4穴	小儿消化不良
	55	素髎	当鼻尖的正中央	昏迷、昏厥、新生儿窒息、鼻塞、鼻衄、鼻渊
T	56	太冲	足背第1、2跖骨结合部之前的凹陷处	头痛、眩晕、目赤肿痛、遗尿、小儿惊风、呕逆、胁痛
	57	太阳	颅顶骨、颧骨、蝶骨及颞骨的交汇之处	偏正头痛、神经血管性头痛、目赤肿痛
	58	天河水	前臂正中，自总筋至洪池呈一直线	小儿五心烦热、口燥咽干、唇舌生疮、夜啼等
	59	天枢	与脐平行，旁开2寸	腹痛、腹胀、便秘、疝气、水肿、月经不调、肠痈
	60	天突	胸骨上窝中央	咳嗽、气喘、胸痛、咽喉肿痛、暴瘖、噎膈、梅核气
W	61	外八卦	掌背外劳宫周围，与内八卦相对处	小儿胸闷、腹胀、便结等
	62	外劳宫	掌背中，屈指时中指端与无名指端之间的中点	小儿外感风寒、鼻塞流涕、脏腑积寒、完谷不化、肠鸣腹泻、寒痢腹痛、疝气、脱肛、遗尿

续表

字母检索	序号	穴位	定位	主治
	63	胃经	拇指掌面近掌端，第一节或大鱼际桡侧缘赤白肉际由掌根至拇指根呈一直线	小儿脾胃虚弱，消化不良，腹胀、纳呆等
	64	五经	拇、食、中、无名、小指末节螺纹面，即脾、肝、心、肺、肾经	常用于促进小儿生长发育
	65	五指节	掌背五指近侧指间关节	小儿惊惕不安、惊风、胸闷、痰喘、咳嗽等
X	66	行间	足背第 1、2 趾间的趾蹼缘后方赤白肉际处	头痛、目眩、目赤肿痛、胁痛、疝气
	67	下关	耳前方颧弓与下颌切迹所形成的凹陷中	齿痛、口眼㖞斜、耳聋、耳鸣、聤耳
	68	小横纹	掌面食、中、无名、小指掌指关节横纹处	小儿脾胃热结、口唇破烂及腹胀等
	69	囟会	当前发际正中直上 2 寸	头痛、眩晕、鼻渊、鼻衄、癫痫、惊悸、嗜睡、高血压
Y	70	阳白	瞳孔直上，眉上 1 寸	目赤肿痛、眼睑下垂、口眼㖞斜、头痛
	71	翳风	耳垂后下方，乳突与下颌角之间凹陷处	耳聋、耳鸣、口眼㖞斜、牙关紧闭、齿痛、颊肿
	72	印堂	两眉头之间的中点	头痛、眩晕、鼻渊、鼻衄、目赤肿痛、小儿惊风、失眠
	73	迎香	鼻翼外缘中点旁约 0.5 寸，当鼻唇沟中	鼻塞不通、口㖞、鼻衄、面痒、鼻息肉
	74	涌泉	足底前三分之一凹陷处	头痛、头晕、小便不利、便秘、小儿惊风、痫证、昏厥、足心热
	75	鱼腰	在额部，瞳孔直上，眉毛正中	目赤肿痛、近视、三叉神经痛

续表

字母检索	序号	穴位	定位	主治
Z	76	照海	足内踝尖下方的凹陷处	失眠、咽干咽痛、目齿肿痛、小便不利、小便频数、下肢痿痹
	77	中冲	手中指末节尖端中央	心痛、昏迷、舌强肿痛、热病、小儿夜啼、中暑、昏厥
	78	中极	前正中线，脐下4寸	尿潴留、遗尿、小便频数、尿闭、泄泻
	79	中脘	前正中线，脐上4寸	胃痛、呕吐、吞酸、呃逆、腹胀、泄泻
	80	总筋	掌后腕横纹中点	小儿口舌生疮、潮热、夜啼等
	81	足三里	犊鼻下3寸，距胫骨前缘1横指	胃痛、呕吐、腹胀、肠鸣、消化不良、泄泻、便秘、气短、水肿

附录二 中医"养子十法"

中医学认为，母亲自受孕之始就应谨慎调护，所居宜优美舒适、所见宜心旷神怡、所食应甘美清爽，使气调血顺，阴平阳秘，胎儿则生赋佳良，健康聪慧。所以，养胎护胎是小儿保育的重要前提。

中华民族在漫长的与自然和疾病的斗争历史中，在小儿保育方面积累了丰富的经验。这些经验不仅记载于历代医家的著作中，而且还广泛流传于民间，于今仍有重要的指导意义。

古人的"养子十法"，流传甚久，千百年来皆相沿习，是祖先在抚育小儿方面的经验总结，在今天仍值得我们学习和借鉴。最早记载"养子十法"的医籍，是宋代陈文中所著的《小儿病原方论》，而且从中医学的角度进行了论述。在此之后，"养子十法"被历代方书加以引用并有所发挥，以至成为中医儿科学中有关小儿抚养保育的重要内容。

我国的小儿保育经验记载于历代医学著作中，尤以古人所倡导的"养子十法"最为全面，至今仍值得借鉴。

一、背要暖

人体背脊部有肺俞穴，小儿肌肤嫩薄，加之肺常不足，常易为外邪所袭，伤于肺经，皮肤闭而为病。故小儿宜常令背部温暖，以防其病。

二、腹要暖

腹乃胃之所也，胃为水谷之海，"胃热则消谷，谷消故善饥"。腹若冷，则物不腐化，出现腹痛、厌食、呕吐、腹泻等症状。

三、足要暖

中医学认为，寒易从足下而起。小儿脏腑娇嫩，元气易虚，足暖可促进肢体末端的经络运行，促进气血循环，增进小儿健康。

四、头要凉

中医学认为，头为诸阳之会，本就易热。脑为髓之海，头若过温，则情溢汗泄，或囟颅肿起，或头缝开解，或头疮目疾，故小儿保健头宜凉。但同时要注意避风，因头部是人体最高处，俗话说高处不胜寒，人体也一样，头部最易受风着凉。因此不论在外还是在室内均要避开风口，不可让风直吹头部。

五、心胸要凉

心胸部血液循环旺盛，且心属火，若外受邪热，易致不适，轻则口干舌燥、腮红面赤，重则啼叫惊掣。故小儿心胸部以凉为宜，睡觉时不宜盖太多衣被。

六、避惊吓

小儿脏腑未坚，神气未定，易受外界惊吓而引起抽搐等症状，且心气乘虚，易致精神中散。

七、忌寒凉

脾胃属土，主养人体五脏六腑。若脾胃全固，则津液通行，气血流转，使表里冲和，一身康健。除了日常生活中注意避寒凉，在小儿患病用药时也应避免长期大量使用寒凉药物。

八、啼哭勿喂乳

小儿哭闹时，常有空气吸入腹内，此时立即哺乳或进食，易伤儿脾胃，轻则呕吐乳食，重则腹胀肚鸣。此外，哭闹时喂食也易使乳汁、食物误入气管，重者易致窒息。

九、勿服轻粉、朱砂

轻粉、朱砂虽有下痰涎、镇静安神的作用，但其性寒、有毒，小儿忌服。

十、勿过度洗浴

小儿皮毛、肌肉、筋骨、脑髓、五脏、六腑、荣卫、气血皆未坚固，故不可频频洗浴，恐湿热之气郁结不散或风寒外邪袭表入里而致病。

附录三　成书历程

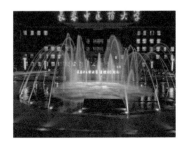

书稿编写地——长春中医药大学

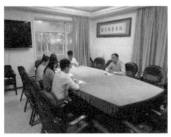

主编分配手绘图任务

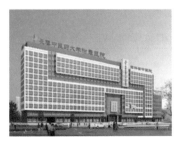

书稿内容实践医院

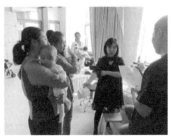

儿童诊疗中心实地考察

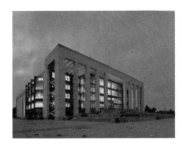

书稿内容参考图书馆收藏

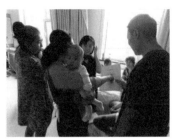

在患儿家长中调研书稿内容

主要参考文献

［1］陈文中（宋）. 小儿病源方论［M］. 北京：中国中医药出版社，2015.

［2］沈金鳌（清）. 幼科释谜［M］. 北京：中国中医药出版社，2009.

［3］万全，何永（明）. 幼科发挥［M］. 北京：人民卫生出版社，2006.

［4］刘明军，王金贵. 小儿推拿学［M］. 第9版. 北京：中国中医药出版社，2012.

［5］汪受传，虞坚尔. 中医儿科学［M］. 第9版. 北京：中国中医药出版社，2012.

［6］肖少卿，陶航. 中国灸法治疗学［M］. 银川：宁夏人民出版社，1996.

［7］雷丰（清）撰；俞晓旸，李勤璞 标点. 灸法秘传 时病论［M］. 北京：中华书局，2018.

［8］吴亦鼎（清）. 神灸经纶［M］. 邓宏勇，许吉校注. 北京：中国中医药出版社，2015.

［9］周楣声. 灸绳［M］. 青岛：青岛出版社，2017.

［10］路新国，刘煜. 中国饮食保健学［M］. 北京：中国轻工业出版社，2002.

［11］朱义国，尚武. 食疗药膳［M］. 北京：人民军医出版社，2001.

［12］梅玛力，李秋英. 中医小儿食物保健疗法［M］.
北京：世界图书出版公司，1989.

［13］汪碧涛，王丽，杨凤琼. 常见病药膳食疗［M］.
北京：化学工业出版社，2018.

［14］刘晶晶. 儿童保健饮食疗法［M］. 北京：新时代
出版社，2014.